沿革

2015年	教育ガイドライン作成委員設置
2016年	第1章・第2章・第3章作成開始
2017年	第4章・第5章・第6章作成開始
2018年～2019年	臨床現場に即したブラッシュアップ作業
2020年	全章結合作業・使用手引きの作成
2021年	教育ガイドライン完成

日本離床学会　教育ガイドライン作成委員会

● 委員長

飯田 祥　　（日本離床学会）

中木 哲也　（たにぐち整形外科クリニック）

● 監修

曷川 元　　（日本離床学会）

● 委員

足立 拓也　（兵庫医科大学病院）

音地 亮　　（北九州市立医療センター）

黒田 智也　（日本離床学会）

櫻木 聡　　（名古屋医療センター）

佐藤 明紀　（北海道文教大学）

髙岸 亮太　（大阪府済生会茨木病院）

谷 崇史　　（石巻赤十字病院）

徳田 雅直　（新横浜ハートクリニック）

鯨津 吾一　（大阪府済生会茨木病院）

丹生 竜太郎（済生会八幡総合病院）

原田 真二　（大和成和病院）

久松 正樹　（中村記念南病院）

広田 晋　　（岐阜県立多治見病院）

見波 亮　　（独立行政法人 国立病院機構 東京病院）

森川 明　　（東和会第二病院）

横山 浩康　（熊谷総合病院）

1 Purpose

ガイドライン制定の目的

　本ガイドライン制定の目的は、離床に関わる際に必要な知識・技術について、当学会における教育指針を明確化し、臨床における教育の円滑化と、離床を適切に遂行できる人材の育成を図ることである。

2 Target

ガイドラインの対象

　本ガイドラインは、医師・看護師・理学療法士・作業療法士・言語聴覚士・薬剤師・栄養士・介護福祉士など、離床にかかわるすべてのメディカルスタッフ、及び学生を対象とする。また、本ガイドラインの対象は急性期のスタッフだけではない。離床は、急性期だけではなく、回復期から在宅に至るまで、幅広く必要なコンセプトである。本ガイドラインの対象は、全ての病期のメディカルスタッフである。

3 How to use

ガイドラインの使い方

☑ ガイドライン全体の流れ

　本ガイドラインは、6章で構成されており、チェックリスト方式で理解・習得の度合いを測ることができる。Ⅰ章からⅢ章までは、臨床現場に出る前に準備として必要な知識・技術に関するチェック項目により構成されている。Ⅳ章からⅥ章では、実際の臨床場面で必要となる知識・技術に関するチェック項目により構成されている。

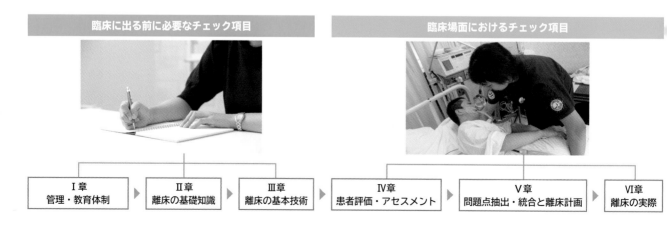

| 臨床に出る前に必要なチェック項目 | 臨床場面におけるチェック項目 |

| Ⅰ章 管理・教育体制 | Ⅱ章 離床の基礎知識 | Ⅲ章 離床の基本技術 | Ⅳ章 患者評価・アセスメント | Ⅴ章 問題点抽出・統合と離床計画 | Ⅵ章 離床の実際 |

2 学習目的と章の構成

本ガイドラインは、臨床で達成したい目的別に活用できるよう構成されている。

■ ガイドライン目的別活用法

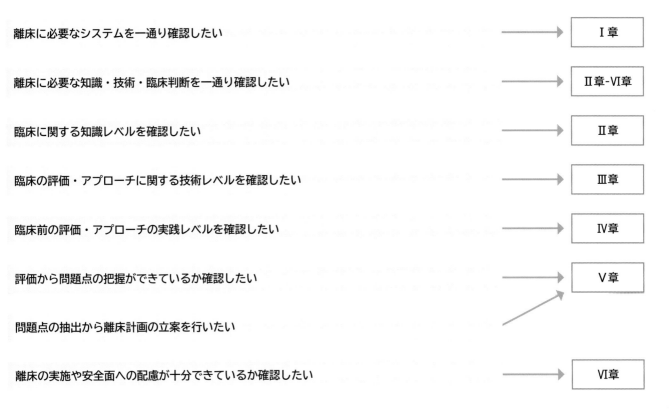

離床に必要なシステムを一通り確認したい　　　⟶　Ⅰ章

離床に必要な知識・技術・臨床判断を一通り確認したい　⟶　Ⅱ章-Ⅵ章

臨床に関する知識レベルを確認したい　　　⟶　Ⅱ章

臨床の評価・アプローチに関する技術レベルを確認したい　⟶　Ⅲ章

臨床前の評価・アプローチの実践レベルを確認したい　⟶　Ⅳ章

評価から問題点の把握ができているか確認したい　⟶　Ⅴ章

問題点の抽出から離床計画の立案を行いたい

離床の実施や安全面への配慮が十分できているか確認したい　⟶　Ⅵ章

3 学習範囲

　本ガイドラインは、対象者の臨床レベルに応じて、教育範囲を分類している。学会認定資格である、離床インストラクター、離床アドバイザー、離床プレアドバイザー取得のための、筆記・実技試験の出題範囲も、このレベルにあわせて設定されている。

Ⅱ　離床を行う上での基礎知識

Ⅱ-18.1. 医学的情報（酸素療法）

大項目	中項目	小項目	レベル
Ⅱ-18.1.1 酸素療法	□Ⅱ-18.1.1.1.1 酸素投与を用いる目的を理解している	□ 低酸素状態の弊害について説明できる	○
	□Ⅰ-21.1.1-2) 酸素療法開始の臨床的指標について理解している	□ 酸素投与開始の目安について説明できる	○

【○】離床プレアドバイザー

Ⅲ　離床を行う上での基礎技術（フィジカルアセスメント）

Ⅲ-2.1. 医学的情報 (呼吸状態)

大項目	中項目	小項目	レベル
□Ⅲ-2.1.1 問診	□ 模擬患者を使って呼吸器に関する問診ができる	□ 問診の手順について説明できる	◇
		□ 現病歴・既往歴について説明できる	◇
		□ 息切れおよび運動負荷のつらさについて問診するスケールを2つ以上挙げられる	☆
		□ スケールを使って息切れおよび運動負荷のつらさを評価できる	☆

【◇】離床アドバイザー

【☆】離床インストラクター

資格	レベル	チェック範囲	難易度
プレアドバイザー	初学者レベル： 学生〜臨床経験1〜3年目	○部分からチェックを開始する	★☆☆☆☆
アドバイザー	中級レベル： 臨床経験4〜7年目	○〜◇部分までチェックを行う	★★☆☆☆
インストラクター	上級レベル： 臨床経験8年目以上	全てのチェックを行う	★★★★☆

4 Evaluator

評価者

本ガイドラインは、学習成果を自ら評価できるだけでなく、指導者によるチェックを行うことで、より客観的な評価を実現することが可能である。

セルフチェック	本ガイドラインは、自らの知識・技術レベルをチェックすることができる。 各項目の達成レベルを客観的に点数化することができ、学習前後の知識・技術レベルの向上度合を知ることができる。
指導者によるチェック	指導者は対象者の苦手分野を明確にし、指導すべき内容を把握することができる。 また、指導前後にチェックすることで、指導効果を客観的に知ることができる。

5 Checking

Ⅰ～Ⅲ章　管理教育体制・離床の基礎知識と技術　～臨床現場に出る前の準備事項～

学習したい項目を大項目・中項目の中から選択し、小項目のチェックから始める。回答欄に記入し、テキスト等を参考にしながら答え合わせを行う。習得できたと判断できたら、小項目にチェックを入れる。小項目に全てチェックがついたら、中項目にチェックを入れていき、最終的には大項目全てにチェックが入れば学習完了となる。

● チェックの方法
1 学習項目の選択

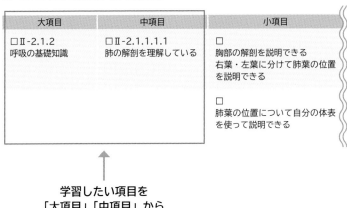

Ⅱ　離床を行う上での基礎知識

Ⅱ-2.1. 医学的情報（呼吸状態）

大項目	中項目	小項目
□Ⅱ-2.1.2 呼吸の基礎知識	□Ⅱ-2.1.1.1.1 肺の解剖を理解している	□ 胸部の解剖を説明できる 右葉・左葉に分けて肺葉の位置を説明できる □ 肺葉の位置について自分の体表を使って説明できる

学習したい項目を
「大項目」「中項目」から
選択する

Ⅱ 離床を行う上での基礎知識

Ⅱ-2.1. 医学的情報（呼吸状態）

大項目	中項目	小項目
□Ⅱ-2.1.2 呼吸の基礎知識	□Ⅱ-2.1.1.1.1 肺の解剖を理解している	□ 胸部の解剖を説明できる 右葉・左葉に分けて肺葉の位置を説明できる □ 肺葉の位置について自分の体表を使って説明できる

選択した小項目から
チェックを始める。

テキスト・講座資料などを
参照しながら、小項目の回
答を記入する。内容を習得
し、各項目が達成されたら
チェックを入れる。

大項目	中項目	小項目	回答
□Ⅱ-2.1.2 呼吸の基礎知識	□Ⅱ-2.1.1.1.1 肺の解剖を理解している	☑ 胸部の解剖を説明できる 右葉・左葉に分けて肺葉の位置を説明できる	右肺は3葉（上葉・中葉・下葉） 左肺は2葉（上葉・下葉）
		☑ 肺葉の位置について自分の体表を使って説明できる	上葉：鎖骨中点に中指が当たるように縦に手を置いた位置 中葉：胸骨剣状突起に親指が当たるように手を横に置いた位置 下葉：肩甲骨下角から2-3横指下のラインより上
		☑ 気管分岐の位置について自分の体表を使って説明できる	第2肋骨・胸骨角の高さ

3 中項目のチェック

大項目	中項目	小項目	回答
□Ⅱ-2.1.2 呼吸の基礎知識	☑Ⅱ-2.1.1.1.1 肺の解剖を理解している	☑ 胸部の解剖を説明できる 右葉・左葉に分けて肺葉の位置を説明できる	右肺は3葉（上葉・中葉・下葉） 左肺は2葉（上葉・下葉）
		☑ 肺葉の位置について自分の体表を使って説明できる	上葉：鎖骨中点に中指が当たるように縦に手を置いた位置 中葉：胸骨剣状突起に親指が当たるように手を横に置いた位置 下葉：肩甲骨下角から2-3横指下のラインより上
		☑ 気管分岐の位置について自分の体表を使って説明できる	第2肋骨・胸骨角の高さ

小項目全てにチェックが入ったら、
中項目欄にチェックを入れる。

4 大項目のチェック

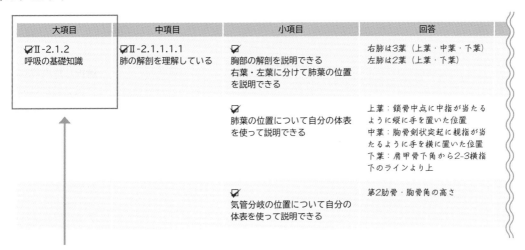

大項目	中項目	小項目	回答
☑ Ⅱ-2.1.2 呼吸の基礎知識	☑ Ⅱ-2.1.1.1.1 肺の解剖を理解している	☑ 胸部の解剖を説明できる 右葉・左葉に分けて肺葉の位置を説明できる	右肺は3葉（上葉・中葉・下葉） 左肺は2葉（上葉・下葉）
		☑ 肺葉の位置について自分の体表を使って説明できる	上葉：鎖骨中点に中指が当たるように縦に手を置いた位置 中葉：胸骨剣状突起に親指が当たるように手を横に置いた位置 下葉：肩甲骨下角から2-3横指下のラインより上
		☑ 気管分岐の位置について自分の体表を使って説明できる	第2肋骨・胸骨角の高さ

中項目全てにチェックが入ったら、
大項目欄にチェックを入れる。

5 達成度のチェック

　大項目までチェックが完了したら、始めの達成度チェック表に戻り、チェックのついた項目数を表に記入し合計する。各項目を採点し、合計点を算出する。指導者または自身のサインを記入し、本該当項目の学習を完了する。

大項目	中項目	小項目	確認印
6／8	15／20	38／47	

6 採点表・レーダーチャートの活用

　臨床の基礎知識・基礎技術のチェックを一通り終えたら、採点表とレーダーチャートを活用し、苦手分野の分析を行う。また、一定期間をおいて再評価することで、学習効果をみることができる。

❶ 各中項目の点数を、採点表に転記する
❷ 転記した採点結果から、右の達成度に丸をつける
❸ ❷でチェックした達成度とレーダーチャートに反映する

大項目	中項目	小項目		確認印
6／8	15／20	38／47		

❶ 各中項目の点数を、採点表に転記する

	分野	中項目点数	達成度 25%	達成度 50%	達成度 75%	達成度 100%	
(1)	呼吸	15	5	10	15	20	**本編102,153ページ**
	循環	8					
	骨・関節	6					
	運動機能	6					
	脳神経	5	10	15	20		
	意識精神	6	12	17	23		
	モチベーション	4	8	11	15		
(2)	嚥下栄養	1	2	3	4		
	消化器	1	3	4	5		
	画像	8	15	23	30		

❷ 転記した採点結果から、右の達成度に丸をつける
※該当の点数に満たない場合は、低い方の達成度を採用する
（例：呼吸分野の中項目の点数が12点の場合は、達成度は50%とする）

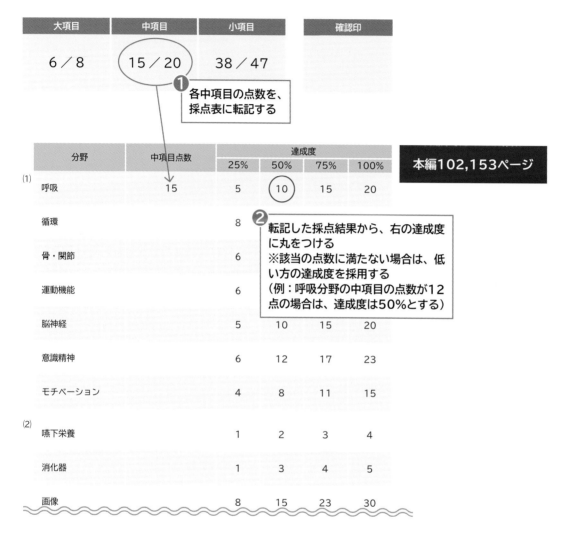

❸ ❷でチェックした達成度をレーダーチャートに反映する

本編154ページ

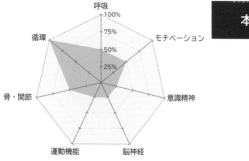

7 継続的な学習効果の検証

　教育・学習の効果を確認するため、一定期間を空けて再評価する。達成項目数とレーダーチャートの変化から、継続的に学習すべき項目を洗い出し、さらなるステップアップを目指す。

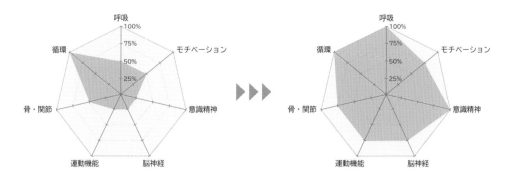

Ⅳ章　実臨床での評価　問題点の抽出

　Ⅳ章からは、実際の臨床場面を想定したチェックとなる。患者評価をもとにチェックを進め、単元ごとに問題点抽出シートへ問題点を挙げていく。

　本章は、患者評価（本ガイドラインⅣ章掲載）で得られた各項目の問題点を併記し、各項目の問題点が適切に抽出されているか、問題点同士の連関について適切に考察できているかという点について、対象者のセルフチェックおよび、指導者からの指導用資料として活用できるよう構成されている。

　臨床における看護ケアやリハビリテーション実施の際にも、カルテ情報や患者評価・検査データから、問題点を抽出・統合し、計画を立案実行するが、離床についても同様である。当然ながら、問題点を正確に抽出できなければ、安全かつ効果的な離床の計画・実施は困難となるため、重要な作業である。

● チェックの方法

❶ 実際の患者評価に基づきチェックを進めていく

❷ 各患者評価・アセスメントより得られた問題点を、「問題点抽出シート」の該当する問題点欄にも記入する

❸ 各大項目の問題点の欄に、評価によって得られた情報から問題となる情報を記入する

❹ 問題点の統合を行うため、問題点統合シートに記入する

❺ 評価者（指導者）は各問題の抽出が適切かチェックし、必要があればコメントを記入する

❻ 評価者（指導者）は問題点の統合が適切かチェックし、必要があればコメントを記入する

　　※評価者は指導内容の偏りを避けるため、2名以上のチェックを受けることが望ましい。

❼ 指導者のフィードバックに基づきシートの修正を繰り返し、指導者2名の承認が確認できた時点で問題点抽出シートを完成とする

■ 記入における留意点

・問題点は得られた評価に基づき具体的・客観的に情報を記入する

・問題点統合は各問題点間のつながりを考察し統合する

・指導者は問題点が漏れなく抽出されているかチェックする

・指導者は2名のダブルチェック形式で行うことを推奨する

Ⅳ 患者評価とアセスメント

❶ 実際の患者評価に基づきチェックを進めていく

❷ 各患者評価・アセスメントより得られた問題点を、「問題点抽出シート」の該当する問題点欄にも記入する

Ⅳ-2.1. 医学的情報（呼吸状態）

大項目	中項目	カルテ・データ	フィジカル・スキル	リンク・備考	キーワード	レベル
☑Ⅱ-2.1.2 呼吸状態の評価	☑Ⅰ-10.1.1-3) 呼吸数について確認できる	☑Ⅰ-4.2.2-1) カルテより呼吸数の状態を確認できる	☑Ⅰ-4.2.2-1) 患者の呼吸数を評価ができる	「K-04 ベーシック」「J-07 フィジ実技」		
	☑Ⅰ-10.1.1-2) 呼吸パターンについて確認できる	☑Ⅰ-10.1.1-2) カルテより呼吸パターンについて確認できる	☑Ⅰ-4.2.2-2) 患者の呼吸パターンを評価ができる	完全 フィジカル		
	☑Ⅰ-10.1.1-4) 呼吸音について確認できる	☑Ⅰ-10.1.1-4) カルテより呼吸音について確認できる	☑Ⅰ-4.2.2-4) 患者の呼吸音を評価ができる			
	☑Ⅰ-10.1.1-7) 血液ガスについて確認できる	☑Ⅰ-10.1.1-7) カルテより血液ガスについて確認できる				
	☑Ⅰ-10.1.1-6) O2投与量など〔きる〕	☑Ⅰ-10.1.1-6) カルテよりSpO2、O2投与量などについて確認できる	☑Ⅰ-10.1.1-6) 患者のSpO2、O2投与量などについて確認できる			
	☑Ⅱ-2.1.2-) 胸郭の動きを確認できる	☑Ⅱ-2.1.2-) カルテより胸郭の動きを確認できる	☑Ⅱ-2.1.2-) 胸郭の動きを評価できる			
	☑Ⅰ-10.1.1-3)	☑Ⅰ-10.1.1-3)	☑Ⅰ-4.2.2-3)			

❶ 実際の患者評価に基づきチェックを進めていく

❷ 各患者評価・アセスメントより得られた問題点を、「問題点抽出シート」の該当する問題点欄にも記入する

Ⅳ-2.2. 情報の統合

大項目	小項目	カルテ・データ	フィジカル・スキル	抽出された問題点（Ｖ章問題点抽出シートへも記載する）
Ⅳ-2.2.1 情報の統合	☑Ⅰ-26.1.1-1) 情報を統合し離床のリスクを把握できる	☑Ⅰ-13.1.1.-1) 情報を統合し離床のリスクを把握できる	☑Ⅰ-13.1.1.-1) 情報を統合し離床のリスクを把握できる	頻呼吸、水泡音、pH 7.261 、PaO₂ 87.7mmHg、PaCO₂ 64.2mmHg、HCO₂-26 mEq/l
	☑Ⅰ-26.1.2. 情報を統合し関連のある検査・評価を挙げることが出来る	☑Ⅰ-26.1.2. 情報を統合し関連のある検査・評価を挙げることが出来る	☑Ⅰ-26.1.2. 情報を統合し関連のある検査・評価を挙げることが出来る	

❶ Ⅳ章の評価によって得られた問題となる点を、このページに転機する

❷ 問題点の統合を行い、この欄に記入する

V -1. 問題点抽出シート（Ⅳ章の情報の統合により得られた問題点を統合）

＊問題のある項目にチェック☑

大項目	問題点	指導者1：	指導者2：
☑カルテ情報	COPDの既往		
☑多職種からの情報	Dr：感染症のコントロールが必要　Ns：夜間呼吸苦あり		
☑呼吸状態	頻呼吸、水泡音、pH 7.261、PaO₂　87.7mmHg、PaCO₂ 64.2mmHg、HCO₂-26 mEq/l		
☑循環状態	血圧　190/98　心拍数：120回/分　心電図：PVC　3段脈		
☑疼痛	左下腿の疼痛，熱感，腫脹（VAS7-8の重だるい痛み）		
☑運動機能	MMT下肢3，ROM右股関節伸展：-10°両足関節背屈：-5°，IIM3：1，BI：50点 FIM：75点		
☑消化器状態	お腹の張り，泥状便，グル音低下		
☑意識精神状態	意　識：E3V4M6，　鎮　静：RASS+2，HDS-R：18点		
☑意欲状態	離床に対して拒否的発言あり，離床前より倦怠感があり，Hb：8.2g/dL，ALB：2.8g/dL，端座位でmMRCグレード3程度の息切れあり		
☑嚥下・栄養状態	義歯はあるがやや合っていない，1-3割摂取		
☑画像検査	MRI（DWI）にて右尾状核-被殻に高吸収域あり，両側にバタフライ陰影＋，両側下葉にエアブロンコグラム＋		
☑血液検査	Hb:7.8　g/dl，Ht：30%,WBC:12000/μL,CRP:5.6mg/dl,血小板:12万/μl,AST：35IU/l，ALT：35IU/l，γ-GPT：50IU/l,BUN：25mg/dL，Cre：.3mg/dL,Na:120mEq/L,K:3.3mEq/L,Ca:7.0mEq/L,BS:180mg/dl		
☑血ガス検査	P/F:250,PaCO2:55torr,pH:7.32　HCO3-:25　呼吸性アシドーシス　疑い,Na:155　Cl:90,AG:23		
☑肺機能検査	VC：2700cc，FEV1.0%：60%,気速の低下を認める		
☑心機能検査	心房細動波形、110-125拍/分、150,000拍/日,AF/AFL：100%,S-T低下，LVDs：30mm,LVDd：55mm,MR：moderate,AR：mild,hypokinesis（低収縮），左心房にモヤモヤエコー有り,少量の心嚢液貯留有り,僧帽弁に軽度逆流あり		
☑投薬情報	プレタール，エリキュース		
☑合併症	深部静脈血栓症		
☑問題点全体の統合	COPD急性増悪（肺炎）による呼吸状態悪化が主な問題と考えられる。血栓や〇〇状態も経過をみる必要がある。		

❶ Ⅳ章の評価によって得られた問題となる点を、このページに転機する

❷ 問題点の統合を行い、この欄に記入する

❸ 評価者（指導者）は各問題の抽出が適切かチェックし、必要があればコメントを記入する

❹ 評価者（指導者）は問題点の統合が適切かチェックし、必要があればコメントを行い、2名の評価者の承認が得られたら完了とする

※評価者は指導内容の偏りを避けるため、2名以上のチェックを受けることが望ましい。

Ⅴ-1. 問題点抽出シート（Ⅳ章の情報の統合により得られた問題点を統合）

＊問題のある項目にチェック ☑

大項目	問題点	指導者1：指導者A	指導者2：指導者B
☑カルテ情報	COPDの既往	えのADLはどのくらいですか？	既往歴以外にも追加してください
☑多職種からの情報	Dr：感染症のコントロールが必 Ns：夜間呼吸苦あり		
☑呼吸状態	頻呼吸，水泡音，pH 7.261，PaO₂ 87.7mmHg PaCO₂ 64.2mmHg，HCO₂-26 mEq/l		数は具体的にどのくらいの変動ですか？
☑循環状態	血圧 190/98 心拍数：120回/分 心電図：PVC 3段脈	不整脈の出現するタイミング・時間帯はいつか	
☑疼痛	左下腿の疼痛，熱感，腫脹（VAS7-8の重だるい痛み）	他のデータから、疼痛の原因について考察してください	
☑運動機能	MMT下肢3，ROM右股関節伸展：-10°両足関節背屈：-5°，IMS：4，BI：50点 FIM：75点		
☑消化器状態	お腹の張り，泥状便，グル音低下		腹部画像の情報には問題はありませんでしたか？
☑意識精神状態	意識：E3V4M6，鎮静：RASS+2，HDS-R：18点	鎮静剤の使用状況について情報追加してください	
☑意欲状態	離床に対して拒否的発言あり，離床前より倦怠感があり，Hb：8.2g/dL，ALB：2.8g/dL，端座位でmMRCグレード3程度の息切れあり		
☑嚥下・栄養状態	義歯はあるがやや合っていない，1-3割摂取		食形態は？介助は必要ですか？
☑画像検査	MRI（DWI）にて右尾状核-被殻に高吸収域あり，両側にバタフライ陰影＋，両側下葉にエアブロンコグラム＋	腹部XP・CTに所見はありませんか	
☑血液検査	Hb:7.8 g/dl，Ht :30%，WBC:12000/μL，CRP:5.6mg/dl，血小板:12万/μl，AST：35IU/l，ALT：35IU/l，γ-GPT：50IU/l，BUN：25mg/dL，Cre：.3mg/dL，Na:120mEq/L，K:3.3mEq/L，Ca:7.0mEq/L，BS:180mg/dl		
☑血ガス検査	P/F:250，PaCO2:55torr，pH:7.32 HCO3-:25 呼吸性アシドーシス 疑い，Na:155 Cl:90，AG:23	AGが高値ですが、代謝性の問題はありませんか	数値の異常と疾患の
☑肺機能検査	VC：2700cc，FEV1.0%：60%，気速の低下を認める		
☑心機能検査	心房細動波形，110-125拍/分，150,000拍/日，AF/AFL：100%，S-T低下，LVDs：30mm，LVDd：55mm，MR：moderate，AR：mild，hypokinesis（低収縮），左心房にモヤモヤエコー有り，少量の心嚢液貯留有り，僧帽弁に軽度逆流あり		
☑投薬情報	プレタール，エリキュース		鎮静剤の使用状況について情報追加してください
☑合併症	深部静脈血栓症	DVTの治療はどのようにされていますか？	離床の指示はどのようになっていますか？
☑問題点全体の統合	COPD急性増悪（肺炎）による呼吸状態悪化が主な問題と考えられる。血栓や循環状態も経過をみる必要がある。		DVTのコントロールが離になると思うので、多職し確認してください

❸ 評価者（指導者）は各問題の抽出が適切かチェックし、必要があればコメントを記入する

❹ 評価者（指導者）は問題点の統合が適切かチェックし、必要があればコメントを行い、2名の評価者の承認が得られたら完了とする

Ⅴ章 離床計画の立案とゴール設定

　Ⅳ章にもとづいて得られた問題点を解決すべく、離床計画を立案する。離床計画は、離床レベル・ケア・リハビリ・処置の項目について行い、併せて、短期ゴールを設定する。各計画とゴール設定には、多職種の意見を反映する必要があるため、各専門家からの意見を収集することが重要となる。また、計画した離床やケアを実施することで、予測されるリスクについても事前に把握しておく必要がある。計画が作成できた後は、問題点抽出と同様に２名の指導者がチェックし、計画についてフィードバックを行うことを教育の観点から推奨する。指導を受けた後、再び離床計画を見直し、指導後の離床計画を立案するのが、本章の最終目標となる。

● チェックの方法

❶ 離床計画に必要な、離床段階プログラム・ケア・リハビリ・処置について立案する立案は、Ⅱ章で行った問題点を参考に行う

❷ 多職種の意見を収集する。情報は、離床の問題となりそうな項目や、離床段階やリスクに関連する事項について、各専門職に確認を行う

❸ 立案した離床・ケア・リハビリ・処置を実施することで、予測されるリスクについて記載する

❹ 離床計画に対する短期のゴールを設定する。短期の期間に設定については各施設により自由であるが、概ね２〜３週間を目安とする

本編190ページ

離|床|計|画　　　　　　　　　　　　　　　　　　　　　　　　1 月　　10 日

プロトコールに基づいた　離床計画の立案・Short Term Goalの設定

■ 初期計画（指導前）

Short Term Goal（２〜３週間のケア・臨床の目標を記載する）
>>> 離床頻度の向上と立位・歩行の安定

❹ 離床計画に対する短期のゴールを設定する。期間は２〜３週間を目安とする

❶ 離床計画に必要な，離床段階プログラム，ケア・リハビリ，処置について立案する。立案はⅡ章で行った問題点を参考に行う。

❷ 多職種の意見を収集する。情報は離床の問題となりそうな項目や，離床段階やリスクに関連する事項について各専門職に確認を行う。

❸ 立案した離床・ケア・リハビリ・処置を実施することで予測されるリスクについて記載する

① 指導員からのアドバイス

指導者1　　　　　　　　　　　　　　　　　　　　指導者2

② 各職種からの意見収集（該当する職種に○をつける）
　医師・看護師・PT・OT・(ST)・その他（　　　　　　　　　　）
　改訂水飲みテストでは3bであり誤嚥のリスクがあります。
　経腸栄養をメインで、昼のみペースト食から始めています。
　意識状態、呼吸状態が安定すると、もう少し食べられるようになると思われます。

③ 予測されるリスク
　離床による呼吸状態の悪化（呼吸促拍，SpO2 低下）

❺ 指導者は離床計画が適切かチェックし、必要があればコメントを行う

　　※評価者は指導内容の偏向を避けるため、2名以上のチェックを受けることが望ましい。

❻ 指導内容を反映し、指導後の最終的な離床計画を立案する。計画の変更の伴い、ゴールやリスクが変更となる場合は、それを反映する

❼ 指導者は離床計画が適切かチェックし、必要があればコメントを行う

❽ 最終的な離床計画について、再度指導者のチェックを受け、問題がなければ完成とする

● 離床計画の記入方法

本編190ページ

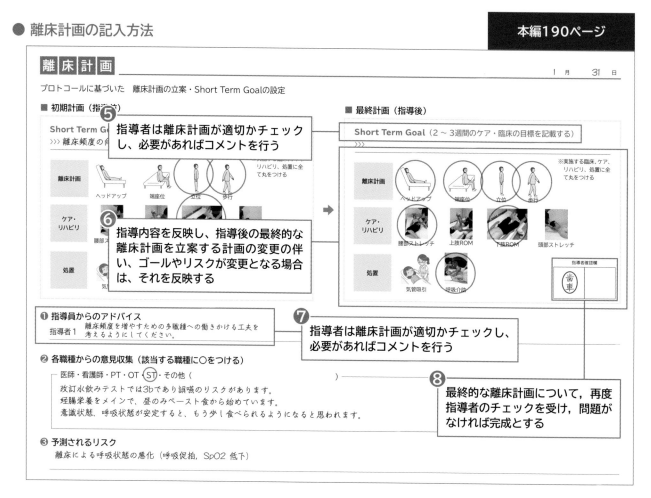

● 離床プロトコルに基づく計画

　近年、離床プロトコルを導入することにより、入院期間の短縮や自宅退院率の上昇などの効果が報告されている[1-2]。急性期から回復期・在宅にかけて円滑に患者の離床が図れるよう、導入することが望ましい。プロトコルは、明らかに離床が困難な全身状態でない限り、離床をすすめることを前提としている。プロトコルにもとづく離床計画において実施する場合は、目指すことのできる最も高いレベルのプログラムを計画し、まず離床を実施し、患者の反応を評価する視点が必要となる。プロトコルのメリットは、スタッフの経験だけに頼った介入ではなく、チームのどのメンバーであっても、その患者の状態において実施すべき離床レベルや内容が明確にわかることである。

　離床計画を立案する際には、各施設で定められた離床プロトコルに基づいて行うことを推奨する。各施設のプロトコルを定めるにあたっては、下記の当学会プロトコルを参照されたい。

■ 離床プロトコル（日本離床学会による）

日本離床学会　離床プロトコル

STEP 1　多職種チームによる協議・ゴール設定

本日の離床のゴール設定：Level ☐

現在の状態を
どう改善すれば
離床できるか再検討

STEP 2　リスクの評価

患者が以下の状態にあてはまる（離床禁忌の状態）●
- 神経症状の増悪がある
- 活動性の高い出血がある
- 不安定な未治療の骨折がある
- コントロールできない致死的な不整脈が出ている
- 患者本人または家族の同意が得られない

はい → 離床不可と判断

いいえ

患者が以下の状態にあてはまる
（離床を慎重に検討すべき状態）○
- 38℃以上の発熱
- 安静時の心拍数が50回/分以下または120回/分以上
- 安静時の収縮期血圧が80mmHg以下
  または平均血圧が65mmHg以下
- 安静時の収縮期血圧が200mmHg以上
  または拡張期血圧120mmHg以上
- 安静時より異常呼吸が見られる
  （異常呼吸パターンを伴う10回/分以下の徐呼吸
  40回/分以上の頻呼吸）
- P/F比（PaO$_2$/F$_i$O$_2$）が200以下の重症呼吸不全
- 安静時の疼痛・倦怠感がVAS 7以上

はい → 医師もしくは
ベテランスタッフに
相談して離床を
行うか判断

離床可能と判断

いいえ

STEP 3　離床レベルの決定 ●

従命動作は可能である

はい　　　　　いいえ

Level 5を目指してLevel 1から順に行い患者の反応を評価する
※各Levelの介入実施中に以下の基準に該当したら離床を中止する
- 脈拍が140回/分を超えたとき（瞬間的に超えた場合は除く）
- 収縮期血圧に30±10mmHg以上の変動が見られたとき
- 危険な不整脈が出現したとき（Lown分類4B以上の心室性期外収縮，ショートラン，R on T，モービッツⅡ型ブロック，完全房室ブロック）
- SpO$_2$が90%以下となったとき（瞬間的に低下した場合は除く）
- 息切れ・倦怠感が修正ボルグスケールで7以上になったとき
- 体動で疼痛がVAS 7以上に増強したとき

Level 2を目指してLevel 1から順に行い患者の反応を評価する

鎮静剤を使用している場合，適切な覚醒レベルになるよう投与量を調整しLevel 3以上を検討する

本日達成した離床レベル：Level ☐

STEP 4　離床継続の協議

☐目標とする離床レベルは達成できたか
☐達成できなかった場合，原因は何か
☐次のゴールを達成するために必要な介入頻度と期間はどの位か
☐患者の主体性・モチベーションは確保されているか
☐他のケアや処置も考慮して介入のタイミングは適切であったか
☐離床を継続するために調整すべきことがあるか
☐継続によってもたらされる患者・家族へのメリットは何か
　　　　　　　　　→協議後にSTEP 1へ戻る

離床レベル

Level 1:	床上エクササイズ （床上運動・寝返り動作・関節可動域エクササイズなど） ポジショニング
Level 2:	受動座位 （ヘッドアップ座位・チェアーポジション・ティルト立位など）
Level 3:	端座位
Level 4:	立位 （車椅子への移乗を含む）
Level 5:	歩行

※Level3〜5において患者の能動性がない全介助による介入はLevel 2とする

● 離床可能な状態
○ 離床を慎重に検討すべき状態
● 離床禁忌の状態

- このプロトコルはICUだけでなく一般病棟でも使用できるよう作られています．ご活用ください．
- 各施設で話し合い，追加・修正すべき部分について検討してから使用してください．
- 書籍等に引用する場合には学会事務局までご一報ください

Ⅵ章 離床の実際

　Ⅴ章の離床計画に基づき、Ⅵ章では離床時のチェック事項の確認と、離床の実施に関するチェックを行う。離床前には装着機器についてチェックし、作動・接続・固定、アラーム・回路等の長さが十分か、確認することが必要である。次に離床の実施前後で、患者状態のアセスメントを行う。フィジカルアセスメントやバイタルサイン、モニターにおける有害事象はないか、周辺機器への配慮、ポジショニングの確認を行う。

● チェックの方法
Ⅵ-1. 離床時の機器チェック
❶ 機器一覧より患者に装着されている機器を選択
❷ 機器の動作や設定、接続・固定について、離床前にチェックする
❸ 問題がなければ離床計画を実施する

　離床前に機器のチェックを行う。装着されている機器は原則全てチェックし、問題がないか確認する。6個を超える数の機器がある場合は、チェックシートを複数使用する。

■ 離床に関連する機器のチェック

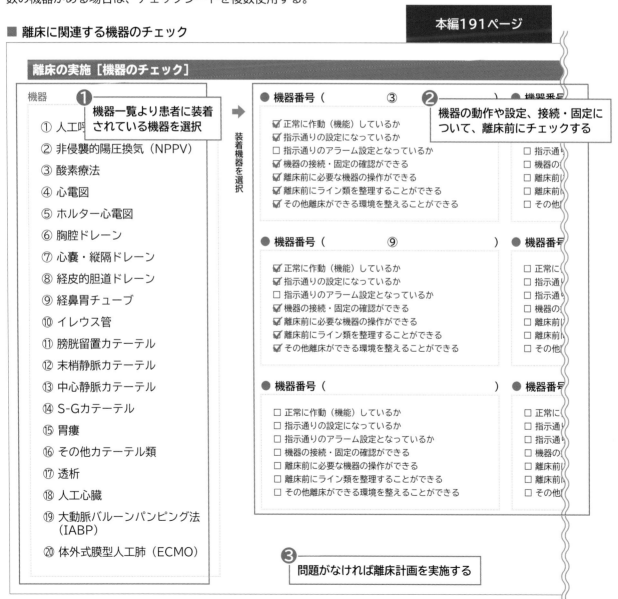

本編191ページ

② 離床時の患者状態チェック

　離床計画にて立案したプログラムにもとづき、離床やその際に行うケアやリハビリ・処置を実施した結果、介入が適切であったか、チェック項目に沿って患者状態を確認することが重要である。

❹ 実施した離床内容にチェックを入れる

❺ 患者状態の変化について、バイタルサインやフィジカルアセスメントを中心に確認を行い、介入が適切な負荷量であったか、安全な介入であったかという観点からチェックする。チェック内容は離床中止基準（既出の表を参照）に沿って行う。また、介入後はポジショニングを適切に実施し、そのまま終了せず、離床前に実施したアセスメントを、再度実施することが肝要である。

本編192ページ

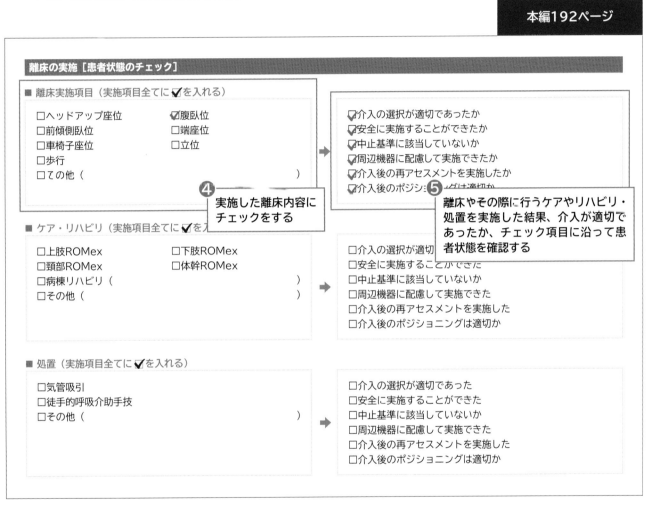

③ 離床計画の達成度の確認

❻ 目標が達成できたか、できなかったかの確認を行う

❼ 達成できた場合は、再度問題点抽出を行い、次の離床レベルにステップアップできるか検討する。
　達成できなかった場合は、なぜできなかったのかを、患者要因、システム要因ごとに分析し、対策を考える

❽ 実施した離床・ケア・処置に対する有害事象について確認を行う

離床の実施［目標達成度と有害事象のチェック］

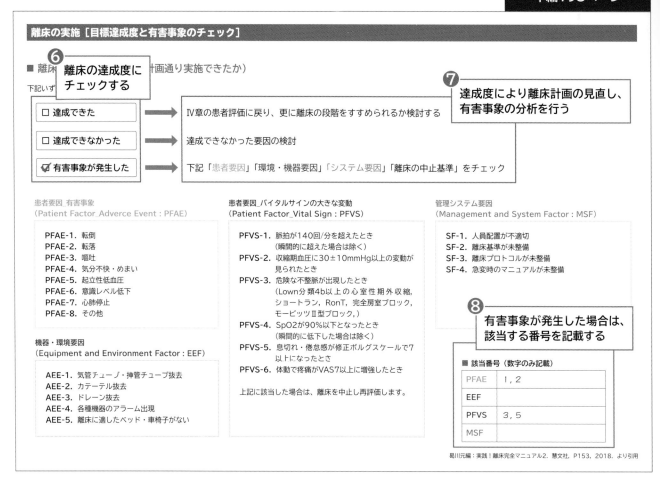

❻ 離床の達成度にチェックする

■ 離床の〔……計画通り実施できたか〕

下記いず……

□ 達成できた	→	IV章の患者評価に戻り、更に離床の段階をすすめられるか検討する
□ 達成できなかった	→	達成できなかった要因の検討
☑ 有害事象が発生した	→	下記「患者要因」「環境・機器要因」「システム要因」「離床の中止基準」をチェック

❼ 達成度により離床計画の見直し、有害事象の分析を行う

患者要因_有害事象
(Patient Factor_Adverce Event : PFAE)

PFAE-1. 転倒
PFAE-2. 転落
PFAE-3. 嘔吐
PFAE-4. 気分不快・めまい
PFAE-5. 起立性低血圧
PFAE-6. 意識レベル低下
PFAE-7. 心肺停止
PFAE-8. その他

機器・環境要因
(Equipment and Environment Factor : EEF)

AEE-1. 気管チューノ・挿管チューブ抜去
AEE-2. カテーテル抜去
AEE-3. ドレーン抜去
AEE-4. 各種機器のアラーム出現
AEE-5. 離床に適したベッド・車椅子がない

患者要因_バイタルサインの大きな変動
(Patient Factor_Vital Sign : PFVS)

PFVS-1. 脈拍が140回/分を超えたとき
（瞬間的に超えた場合は除く）
PFVS-2. 収縮期血圧に30±10mmHg以上の変動が見られたとき
PFVS-3. 危険な不整脈が出現したとき
（Lown分類4b以上の心室性期外収縮、ショートラン、RonT、完全房室ブロック、モービッツII型ブロック、）
PFVS-4. SpO2が90%以下となったとき
（瞬間的に低下した場合は除く）
PFVS-5. 息切れ・倦怠感が修正ボルグスケールで7以上になったとき
PFVS-6. 体動で疼痛がVAS7以上に増強したとき

上記に該当した場合は、離床を中止し再評価します。

管理システム要因
(Management and System Factor : MSF)

SF-1. 人員配置が不適切
SF-2. 離床基準が未整備
SF-3. 離床プロトコルが未整備
SF-4. 急変時のマニュアルが未整備

❽ 有害事象が発生した場合は、該当する番号を記載する

■ 該当番号（数字のみ記載）

PFAE	1，2
EEF	
PFVS	3，5
MSF	

葛川元編：実践！離床完全マニュアル2. 慧文社, P153, 2018. より引用

---

4 離床の流れと再アセスメントの重要性

　図に離床の実施に必要な意識決定のアルゴリズムを示す。離床前の情報収集・アセスメントにより、問題点を抽出する。抽出した問題点を統合し、問題点にもとづき離床計画を立案する。離床実施中には機器と患者状態のチェックを行い、離床介入が安全かつ適切であったか確認する。最も重要なことは、実施しただけで終了せずに、実施後に再アセスメントを行い、効果判定することである。再アセスメントの結果、行ったことが有効と判断されれば、離床介入を続行し、離床段階のステップアップを検討する。一方で、離床介入が有効でないと判断された場合は、離床計画が現状の患者に適切でないと考えられるため、問題点抽出に立ち返り、再度離床計画を立案し直すことが重要である。

■ 図：離床を成功させるための
　　意思決定の流れ（文献3）

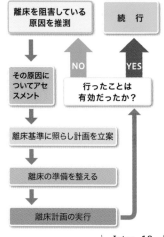

6 | Support

学習の補助

　達成されなかった項目については、当学会公式テキストや教育講演で学習することができる。各項目の右側の欄に、習得可能な教育講座および公式テキストのページをガイドしている。各略称と教育講座および公式テキストの名称については、対象表を参照されたい。また、備考欄はセミナーでの講義のポイントなどを、記載するスペースとして活用できる。

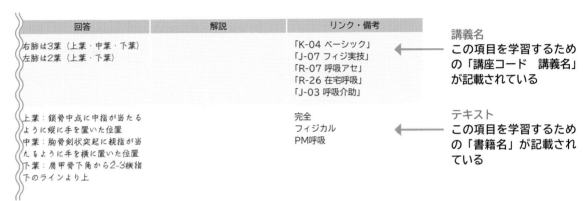

回答	解説	リンク・備考
右肺は3葉（上葉・中葉・下葉） 左肺は2葉（上葉・下葉）		「K-04 ベーシック」 「J-07 フィジ実技」 「R-07 呼吸アセ」 「R-26 在宅呼吸」 「J-03 呼吸介助」
上葉：鎖骨中点に中指が当たるように縦に手を置いた位置 中葉：胸骨剣状突起に親指が当たるように手を横に置いた位置 下葉：肩甲骨下角から2-3横指下のラインより上		完全 フィジカル PM呼吸

講義名
この項目を学習するための「講座コード　講義名」が記載されている

テキスト
この項目を学習するための「書籍名」が記載されている

参考文献
1) Morris PE et al : Early intensive care unit mobility therapy in the treatment of acute respiratory failure. Crit Care Med.36 : 2238-2243, 2008.
2) Engel HJ : Physical therapist-established intensive care unit early mobilization program: quality improvement project for critical care at the University of California San Francisco Medical Center, Phys Ther.93 : 975-985,2013.
3) 曷川　元：実践！離床完全マニュアル2. 慧文社；P152：2018.

■ 公式テキスト対照表

略称	公式テキスト名
完マ	実践！早期離床完全マニュアル
フィジカル	フィジカルアセスメント完全攻略Book
脳ガイド	脳卒中急性期における看護ケアとリハビリテーション完全ガイド
PM呼吸	呼吸ケアと早期離床ポケットマニュアル
PM循環	循環器ケアと早期離床ポケットマニュアル
PM脳神経	脳神経ケアと早期離床ポケットマニュアル
PM整形	整形外科と早期離床ポケットマニュアル

■ 教育講座対照表

講座コード	略称	教育講座名
K-4	ベーシック	実践!早期離床ベーシックコース ～新しい呼吸ケアの考え方～
K-2	リスク管理	早期離床のリスク管理
K-5	実技入門	実践!離床技術入門
R-01	2日間	2日間講座「急性期リハビリテーションにおける臨床評価のポイント（基礎コース）」
R-02	ICU	ICU・超急性期における重症患者の基礎評価
R-03	X-P	わかる!読める!胸部レントゲン写真読影の実際
R-04	人工理論	シリーズ「人工呼吸器」理論編 スタッフの人工呼吸器アレルギーをゼロにする基礎講座
R-05	人工実技	シリーズ「人工呼吸器」実技編 やってはいけない!人工呼吸器ケア
R-06	鎮静	人工呼吸器装着患者の看護ケア・リハビリに必要な鎮静・せん妄・筋力低下の最新知識
R-07	呼吸アセ	苦手を克服!酸素療法・人工呼吸器の基礎と呼吸アセスメント
R-08	循環基礎	シリーズ「循環」基礎編 苦手を克服!循環機能の評価と早期離床
R-09	循環臨床	シリーズ「循環」臨床編 危険な症状から学ぶ循環機能のアセスメント
R-10	循環50	今さら聞けない!循環アセスメントのポイント"50"
R-11	心電図	離床時に必須! 初心者にゼッタイわかる心電図
R-12	在宅循環	見て見ぬふり"から抜け出す回復期・在宅循環講座
R-13	術後	こわい!ケアの落とし穴 術後のADLアップに10倍自信が持てるセミナー
R-14	心臓外科	心臓血管外科術後の早期離床 ~急性期における介入戦略とその展望~
R-15	整形外科	整形外科術後急性期に起こりうるトラブル対策とADLアップのコツ
R-16	肺炎	臨床評価のポイント各論編 肺炎時の呼吸ケアと早期離床戦略
R-17	誤嚥性肺炎	積極的アプローチで誤嚥性肺炎をゼロにするための考え方
R-18	脳卒中	自分の脳も変えられる 脳卒中セミナー
R-19	嚥下各論	嚥下造影（VF）がない状況下での直観力を養う嚥下トータルアプローチ
R-20	脳検査	脳卒中患者の疑問がスッキリ晴れる!検査・データ判読講座
R-21	DVT	本当にこれでいいの？ DVT・リンパ浮腫対策
R-22	症例60	本当にあった怖い話 症例で学ぶ呼吸・循環アセスメント60
R-23	薬剤	リハビリテーションに必須となる薬剤の基礎知識
R-24	検査	不安も一気に解消! パニックにならない検査・データ読み解きのキホン
R-25	高次脳	脳卒中の看護ケア・リハビリテーションに必要な高次機能障害の基礎知識
R-26	在宅呼吸	「こんなはずじゃなかった」と後悔しないための回復期・在宅呼吸アセスメント
R-27	整形各論	最新エビデンスに基づく整形外科領域の看護ケアとリハビリテーション
R-28	臨床画像	看護ケア・リハビリテーションに活かす臨床画像判読講座
R-29	血液データ	2度同じ失敗を繰り返さないための血液データ判読講座
R-30	循環アセ	ズバリココ!循環アセスメントの全てがマンガでわかるセミナー　基本編
R-31	重症アセ	ベテランはココを診ている!重症患者のアセスメント"勘"ドコロ
R-32	がん	がん領域における看護ケアとリハビリテーション
J-01	体位変換	実技講座 マスターしよう! 体位変換
J-02	移乗動作	実技講座 マスターしよう! 移乗動作
J-03	呼吸介助	実技講座 どうにかしたい! 徒手的呼吸介助と排痰技術
J-04	ROM	実技講座 関節可動域ROMエクササイズ
J-05	病棟リハ	実技講座 早期離床のワザと病棟リハビリ
J-06	フィジ理論	モニター・機器が少ない状況下における早期離床　～フィジカルアセスメントを活かした状況判断のコツ～
J-07	フィジ実技	実技と模擬体験で学ぶ!危険を事前に察知するための呼吸・循環フィジカルアセスメント講座 誰も教えてくれないコツがここにある!　フィジカルアセスメント完全攻略セミナー
J-08	人工実技	シリーズ「人工呼吸器」実技編 やってはいけない!人工呼吸器ケア
J-09	DVT	本当にこれでいいの?DVT・リンパ浮腫対策

Ⅰ　医療における基本事項と医療教育

Ⅰ-1. 医療における基本事項

大項目	中項目	小項目	リンク・備考	回答	レベル
□Ⅰ-1.1 医療の倫理	□Ⅰ-1.1.1 医療従事者に必要な倫理について理解している	□医療従事者に必要な倫理について説明できる			○
□Ⅰ-1.2 医療研究の倫理	□Ⅰ-1.2.1 医療研究に必要な倫理について理解している	□医療研究に必要な倫理について説明できる			○
□Ⅰ-1.3 医療者の守秘義務	□Ⅰ-1.3.1 守秘義務について理解している	□守秘義務について説明できる			○
		□患者の個人情報などを守秘できる			○
□Ⅰ-1.4 医療者における生涯学習の意義	□Ⅰ-1.4.1 医療者における生涯学習の意義について理解している	□生涯学習の意義について説明できる			○
□Ⅰ-1.5 医療者における研究の意義	□Ⅰ-1.5.1 医療者における研究の意義について理解している	□医療者における研究の意義について説明できる			○
		□医療研究に参加している			○
□Ⅰ-1.6 医療制度の理解	□Ⅰ-1.6.1 関連部署の医療制度について理解している	□関連部署の医療制度について説明できる			○
□Ⅰ-1.7 コミュニケーション	□Ⅰ-1.7.1 医療者間におけるコミュニケーションの重要性について理解している	□医療者間におけるコミュニケーションの重要性について説明できる			○
		□医療者間におけるコミュニケーション能力が身に付いている			○
	□Ⅰ-1.7.2 　患者とのコミュニケーションの重要性について理解している	□患者とのコミュニケーションの重要性について説明できる			○
		□患者とのコミュニケーション能力が身に付いている			○
□Ⅰ-1.8 患者の権利	□Ⅰ-1.8.1 患者の基本的権利について理解している	□患者の基本的権利について説明できる			○
		□患者のプライバシー権や情報の守秘義務について説明できる			○
		□患者が自己決定ができない場合に対処できる			○

大項目	中項目	小項目	リンク・備考	回答	レベル
Ⅰ-1.9 インフォームド コンセント	□Ⅰ-1.9.1 インフォームドコ ンセントの必要性 について理解して いる	□インフォームドコンセントの必要性について説 明できる	K-02 リスク		○
	□Ⅰ-1.9.2 入院計画（書類） の説明（同意）の 必要性について理 解している	□入院計画における説明（同意）の必要性につい て説明できる			○
		□入院計画（書類）の説明（同意）を実施してい る			○
	□Ⅰ-1.9.3 機器の装着に際し ての説明（同意） の必要性について 理解している	□機器の装着に際しての説明（同意）の必要性に ついて説明できる			○
		□機器の装着に際しての説明（同意）を実施して いる			○
	□ Ⅰ-1.9.4 離床の必要性に際 しての説明(同意) の必要性について 理解している	□離床の必要性に際しての説明（同意）の必要性 について説明できる			○
		□離床の必要性に際しての説明（同意）を実施し ている			○
	□Ⅰ-1.9.5 退院計画（書類） の説明（同意）の 必要性について理 解している	□退院計画（書類）の説明（同意）の必要性につ いて説明できる			○
□Ⅰ-1.10 情報共有	□Ⅰ-1.10.1 多職種の情報共有 の必要性について 理解している	□多職種の情報共有の必要性について説明できる	K-02 リスク		○
	□Ⅰ-1.10.2 カルテ記載などで 統一した用語の必 要性について理解 している	□カルテ記載などで、統一した用語の必要性につ いて説明できる	K-02 リスク		○
		□カルテ記載などで多職種で統一した用語を使用 している			○
	□Ⅰ-1.10.3 多職種カンファレ ンスの必要性につ いて理解している	□職種カンファレンスの必要性について説明でき る	K-02 リスク		○
		□多職種カンファレンスなどが適宜開催されてい る			○

Ⅰ　医療における基本事項と医療教育

Ⅰ-2. 医療における安全性・労働環境の確保

大項目	中項目	小項目	リンク・備考	回答	レベル
□Ⅰ-2.1 安全管理基準の整備	□Ⅰ-2.1.1 安全管理基準マニュアルが整備されている	□安全管理基準マニュアル整備の必要性を説明できる	K-02リスク		○
		□安全管理基準マニュアルの場所を把握している			○
□Ⅰ-2.2 安全管理研修の開催	□Ⅰ-2.2.1 病院全体で定期的に安全管理の研修が開催されている	□病院全体での定期的な安全管理の研修により、知識を確認している	K-02リスク		○
	□Ⅰ-2.2.2 各部門で定期的に安全管理の研修が開催されている	□各部門での定期的な安全管理の研修により、知識を確認している	K-02リスク		○
□Ⅰ-2.3 急変対応の整備	□Ⅰ-2.3.1 急変時の対応マニュアルが整備されている	□急変時の対応マニュアル整備の必要性を説明できる	K-02リスク		○
		□急変時の対応マニュアルの場所を把握している			○
□Ⅰ-2.4 救急コールシステムの整備	□Ⅰ-2.4.1 救急コールシステムが整備されている	□救急コールシステムを理解している	K-02リスク		○
□Ⅰ-2.5 AEDの整備	□Ⅰ-2.5.1 AED設置の必要性を理解している	□AED設置の必要性を説明できる	K-02リスク		○
		□AEDの設置場所を把握している			○
□Ⅰ-2.6 救急カートなどの整備	□Ⅰ-2.6.1 救急カートなどが設置されている	□救急カートなどの設置の必要性を説明できる	K-02リスク		○
		□救急カートなどの設置場所を把握している			○
□Ⅰ-2.7 BLS(Basic Life Support)研修の開催	□Ⅰ-2.7.1 定期的にBLS研修が開催されている	□定期的なBLS研修により知識を確認している	K-02リスク		○
		□BLS研修により胸骨圧迫が正しく行える			○
		□BLS研修によりAEDを正しく使用できる			○
□Ⅰ-2.8 標準感染予防の整備	□Ⅰ-2.8.1 標準感染予防マニュアルが整備されている	□標準感染予防マニュアル整備の必要性を説明できる			○
		□標準感染予防マニュアルの場所を把握している			○
	□Ⅰ-2.8.2 発見時の対応、報告について理解している	□各部署における感染症発生時の報告ルートを説明できる			○
		□発見時の対応・報告ができる			

大項目	中項目	小項目	リンク・備考	回答	レベル
□ I -2.9 標準感染予防策 の理解	□ I -2.9.1 標準感染予防策に ついて理解してい る	□ 標準感染予防策（スタンダードプリコーション） について説明できる			○
		□ 感染経路別予防策について説明できる			○
		□ 正しく手洗いが行える			○
		□ 正しくマスク、エプロン、手袋の装着が行える			○
		□ 正しくマスク、エプロン（ガウン）、手袋の装 着が行える			○
□ I -2.10 環境・物品の整 備	□ I -2.10.1 環境・物品マニュ アルが整備されて いる	□ 環境・物品マニュアル整備の必要性を説明でき る			○
		□ 環境・物品マニュアルの場所を把握している			○
□ I -2.11 離床に対応した モニター類の整 備	□ I -2.11.1 離床に対応したモ ニター類が整備さ れている	□ 離床に対応したモニター類の整備の方法を説明 できる	K-02リスク		○
		□ 離床に対応したモニター類の整備を実施できる			○
□ I -2.12 離床に即した ベッド・マット レスの整備	□ I -2.12.1 離床に即したベッ ド・マットレスが 整備されている	□ 離床に即したベッド・マットレスの必要性につ いて説明できる	K-02リスク		○
		□ 離床に即したベッド・マットレスの整備を実施 できる			○
□ I -2.13 離床に即した移 動補助具の整備	□ I -2.13.1 離床に即した移動 補助具が整備され ている	□ 離床に即した車椅子の必要性について説明でき る	K-02リスク		○
		□ 離床に即した車椅子の選択が実施できる			○
		□ 離床に即した歩行補助具の必要性について説明 できる			○
		□ 離床に即した歩行補助具の選択が実施できる			○
□ I -2.14 離床に即した介 助用品の整備	□ I -2.14.1 離床に即した介助 用品などが整備さ れている	□ 離床に即した介助用品などの必要性について説 明できる	K-02リスク		○
		□ 離床に即した介助用品などの選択が実施できる			○
□ I -2.15 腰痛予防の整備	□ I -2.15.1 腰痛予防マニュア ルが整備されてい る	□ 腰痛予防マニュアル整備の必要性を説明できる			○
		□ 腰痛予防マニュアルの場所を把握している			○
	□ I -2.15.2 「No Lifting Policy」が導入 されている	□ 「No Lifting Policy」を説明できる			○

大項目	中項目	小項目	リンク・備考	回答	レベル
□Ⅰ-2.16 コミュニケーションマニュアルの整備	□Ⅰ-2.16.1 コミュニケーションマニュアルが整備されている	□コミュニケーションマニュアル整備の必要性を説明できる			○
		□コミュニケーションマニュアルの場所を把握している			○
		□コミュニケーション（言語的・非言語的）の重要性を理解している			○
		□状況に応じて適切な対応ができる			○
		□状況に応じて適切な言葉使いができる			○
		□コミュニケーションを通じて適切な人間関係を築くことができる			○
□Ⅰ-2.17 チーム医療マニュアルの整備	□Ⅰ-2.17.1 チーム医療マニュアルが整備されている	□チーム医療の意義および重要性について説明できる	K-02リスク		○
		□各職種の役割について説明できる			○
		□自分の能力の限界を認識し、必要に応じて多職種に援助を求めることができる	K-02リスク		○
		□カンファレンスの必要性について説明できる			○
		□定期的にカンファレンスが開催されている	K-02リスク		○
□Ⅰ-2.18 離床基準の整備	□Ⅰ-2.18.1 離床の開始基準が整備されている	□各部署で離床の開始基準を整備する必要性について説明できる	K-02リスク		○
		□多職種共通の離床の開始基準を整備する必要性について説明できる			○
		□離床の中止基準を整備する必要性について説明できる	K-02リスク		○
□Ⅰ-2.19 多職種計画の整備	□Ⅰ-2.19.1 多職種における計画が反映されている	□多職種の離床目標を治療計画に反映する必要性について説明できる	K-02リスク		○
		□多職種の離床目標が治療計画に反映されている			○
		□多職種の離床目標を看護計画に反映する必要性について説明できる	K-02リスク		○
		□多職種の離床目標が看護計画に反映されている			○
		□多職種の離床目標をリハ計画に反映する必要性について説明できる			○
		□多職種の離床目標がリハ計画に反映されている			○

I　医療における基本事項と医療教育

I -3. 医療における管理・教育体制の整備

大項目	中項目	小項目	リンク・備考	回答	レベル
□ I -3.1 組織や治療改善のためのデータ収集 (QI：Quality Improvement)	□ I -3.1.1 データ収集の体制が整っている	□ 組織にデータ収集体制がある			○
		□ データ収集項目を把握している			○
□ I -3.2 職員教育指導体制の整備	□ I -3.2.1 職員教育指導体制が整っている	□ 組織に教育指導体制がある			○
	□ I -3.2.2 離床インストラクター・アドバイザーがいる	□ 離床インストラクター・アドバイザーの役割について説明できる			○
□ I -3.3 新人教育指導体制の整備	□ I -3.3.1 新人教育指導体制が整っている	□ 組織に新人教育体制がある			○
□ I -3.4 学生教育指導体制の整備	□ I -3.4.1 学生教育指導体制が整っている	□ 学生指導マニュアル整備の必要性を説明できる			○
		□ 学生指導マニュアルにより、一定基準の教育と目標がある			○
□ I -3.5 研究における教育体制の整備	□ I -3.5.1 研究における教育体制が整っている	□ 研究における教育体制がある			○
		□ 研究計画書が作成できる			○
		□ 倫理委員会における手続きができる			○
		□ 研究におけるデータ収集ができる			○
		□ 統計処理が行える			○
		□ COIの開示に関する手続きができる			○
□ I -3.6 プレゼンテーションにおける教育体制の整備	□ I -3.6.1 プレゼンテーションにおける教育体制が整っている	□ プレゼンテーションにおける教育体制がある			○
□ I -3.7 実技指導における教育体制の整備	□ I -3.7. 実技指導における教育体制が整っている	□ 実技指導における教育体制がある			○

Ⅱ 離床を行う上での基礎知識

Ⅱ-1. 呼吸状態

大項目	中項目	小項目	リンク・備考	回答	レベル
□Ⅱ-1.1 呼吸の基礎知識	□Ⅱ-1.1.1 肺の解剖について 理解している	□胸部の解剖について説明でき、右葉・左葉に分けて肺葉の位置について説明できる	K-04 ベーシ R-07 呼吸アセ R-26 在宅呼吸 R-31 重症アセ R-33 マンガ呼 J-03 呼吸介助 J-07 フィ実 完全2 P28 フィジ P19 P29 PM呼吸 P13-14	○	
		□肺葉の位置について自分の体表を使って説明できる	完全2 P28 P31 フィジP19 P29 PM呼吸 P13-14 P21	○	
		□気管分岐の位置について自分の体表を使って説明できる	PM呼吸 P11	○	
		□呼吸筋・呼吸補助筋の名前と役割について説明できる	完全2 P29 PM呼吸 P122-125	○	
	□Ⅱ-1.1.2 呼吸の生理について理解している	□呼吸によるエネルギー産生のメカニズムについて説明できる	K-04 ベーシ R-07 呼吸アセ R-26 在宅呼吸 R-31 重症アセ R-33 マンガ呼 J-03 呼吸介助 J-07 フィ実 完全2 P28 フィジ P22 PM呼吸 P19	◇	
		□ガス交換のメカニズムについて説明できる		◇	
		□正常な呼吸回数について説明できる		◇	
		□吸気と呼気の時間比（IE比）について説明できる	フィジP30	◇	
		□正常な呼吸パターンの条件を5つ以上挙げられる	完全2 P29	○	
		□異常呼吸パターンについて説明できる	完全2 P30-34 フィジ P20-24 P30-34 PM呼吸 P19-20	○	
		□呼吸数と深さの異常による異常呼吸音を3つ以上挙げ、説明できる		○	
		□リズムの異常による異常呼吸を3つ以上挙げ、説明できる	完全2 P30 フィジ P22 PM呼吸 P19-20	☆	

大項目	中項目	小項目	リンク・備考	回答	レベル
		□ 努力性呼吸の特徴を2つ以上挙げ、その具体的な症状について説明できる			☆
	□ Ⅱ-1.1.3 動脈血酸素飽和度（SPO2）について理解している	□ SPO2の基準値を知っている	K-04 ベーシ R-07 呼吸アセ R-26 在宅呼吸 R-31 重症アセ R-33 マンガ呼 R-41 ICU 完全2 P126 フィジ P200-201		◇
		□ O2投与量によるSPO2測定値の解釈について説明できる	PM呼吸P76-78		◇
□ Ⅱ-1.2 疾患病態	□ Ⅱ-1.2.1 呼吸不全と離床の関係について理解している	□ 呼吸不全を2つの病型に分類して説明できる	K-04 ベーシ R-07 呼吸アセ R16 肺炎 R-26 在宅呼吸 R-31 重症アセ R-33 マンガ呼 R-41 ICU PM呼吸 P43		☆
		□ 2つの分類別に呼吸不全が離床に及ぼす影響について説明できる			☆
		□ 呼吸機能が低下した患者が離床した時に、評価すべき指標を7つ以上挙げられる	完全2 P37-41 PM呼吸 P5		☆
		□ 呼吸機能が低下した患者が離床した時に、留意すべきポイントを3つ以上挙げられる	完全2 P37-41 PM呼吸 P5		☆
	□ Ⅱ-1.2.2 低酸素血症について理解している	□ 低酸素血症が生体に及ぼす悪影響について説明できる	K-04 ベーシ R-07 呼吸アセ R-26 在宅呼吸 R-31 重症アセ R-33 マンガ呼 R-41 ICU		○
		□ 低酸素血症を引き起こす4つの要因について説明できる			○
		□ 低酸素血症を有する患者における離床時の留意点について説明できる			☆
	□ Ⅱ-1.2.3 高二酸化炭素血症について理解している	□ 高二酸化炭素血症が生体に及ぼす悪影響について説明できる	R-07 呼吸アセ R-24 検査		◇
		□ 二酸化炭素ナルコーシスについて、病態とその症状について説明できる			○
		□ 高二酸化炭素血症を有する患者の離床時の留意点について説明できる			☆
	□ Ⅱ-1.2.4 慢性閉塞性肺疾患（COPD）について理解している	□ COPDの病態について説明できる	R-07 呼吸アセ R-26 在宅呼吸 R-33 マンガ呼		◇

大項目	中項目	小項目	リンク・備考	回答	レベル
		□ COPDで低酸素血症を引き起こす機序について説明できる			○
		□ COPDを有する患者の離床時の留意点について説明できる			☆
	□Ⅱ-1.2.5 無気肺について理解している	□ 無気肺の病態について説明できる	R-07 呼吸アセ R-26 在宅呼吸 R-33 マンガ呼 完全2 P13-14		◇
		□ 無気肺の発生原因について2つに分類して説明できる			○
		□ 無気肺と低酸素血症を引き起こす機序について説明できる			○
		□ 無気肺の原因別に離床時の留意点について説明できる			☆
	□Ⅱ-1.2.6 肺炎について理解している	□ 肺炎の病態について説明できる	R-07 呼吸アセ R-16 肺炎 R-26 在宅呼吸 R-33 マンガ呼		◇
		□ 肺炎の発生原因について2つに分類して説明できる			○
		□ 肺炎と低酸素血症を引き起こす機序について説明できる			○
		□ 肺炎後の治癒過程について説明できる			☆
		□ 肺炎患者の病状変化に合わせた離床時の留意点について説明できる			☆
	□Ⅱ-1.2.7 気胸について理解している	□ 気胸の病態について説明できる	R-07 呼吸アセ R-33 マンガ呼		◇
		□ 緊張性気胸の病態について説明できる	フィジP167		○
		□ 気胸の治療内容と胸腔ドレーンの関係について説明できる	完全2 P80-81		○
		□ ドレーンが挿入された気胸患者の離床の留意点について説明できる	完全2 P80-81 P134		☆
		□ 保存的に加療されている気胸患者の離床時の留意点について説明できる			☆
	□Ⅱ-1.2.8 肺水腫について理解している	□ 肺水腫の病態について説明できる	R-07 呼吸アセ R-33 マンガ呼		◇
		□ 肺水腫の発生原因について2つに分類して説明できる			○
		□ 肺水腫が低酸素血症を引き起こす機序について説明できる			○
		□ 肺水腫の原因別に離床時の留意点について説明できる			☆

Ⅱ-1 呼吸状態

大項目	中項目	小項目	確認印
／2	／11	／46	

← 中項目の点数は P102 に転記して下さい

Ⅱ　離床を行う上での基礎知識

Ⅱ-2. 循環状態

大項目	中項目	小項目	リンク・備考	回答	レベル
□Ⅱ-2.1 循環の基礎知識	□Ⅱ-2.1.1 心臓の解剖について理解している	□ 胸腔内における心臓の位置について肋間の高さで説明できる	R-08 循環基礎 R-10 循環50 R-30 マンガ循		○
		□ 心臓の4つの部屋について説明できる	PM循環 P15		○
		□ 心臓の4つの弁について説明できる	PM循環 P15-16		○
	□Ⅱ-2.1.2 循環の生理について理解している	□ 体循環と肺循環の経路についてそれぞれ説明できる	R-08 循環基礎 R-10 循環50 PM循環 P19		○
		□ 4つの弁の収縮期と拡張期の開閉について説明できる			◇
		□ 成人の正常な一回拍出量について説明できる	完全2 P87 PM循環 P21		○
		□ 動脈と静脈の違いについて説明できる			○
	□Ⅱ-2.1.3 血圧について理解している	□ 血圧を規定する3因子について説明できる	R-08 循環基礎 R-09 循環臨床 R-10 循環50 R-30 マンガ循 R-35 急性期2 完全2 P87 PM循環 P21		○
		□ 前負荷について説明できる	完全2 P87		○
		□ 後負荷について説明できる	完全2 P87		○
		□ 心収縮力とフランクスターリングの法則の関係について説明できる			◇
		□ 収縮期血圧と拡張期血圧について説明できる			○
		□ 脈圧について説明できる	フィジ P51		◇
		□ 平均血圧について説明できる	完全2 P43 フィジ P51 P204		◇
	□Ⅱ-2.1.4 血圧の基準値について理解している	□ 収縮期血圧と拡張期血圧の基準値について説明できる	R-08 循環基礎 R-09 循環臨床 R-10 循環50 R-30 マンガ循 R-35 急性期2 フィジ P51		○
		□ 平均血圧の基準値について説明できる	完全2 P43 フィジ P51 P204		◇

大項目	中項目	小項目	リンク・備考	回答	レベル
	□Ⅱ-2.1.5 血圧と離床の関係について理解している	□ 血圧の値と離床のリスクについて説明できる	R-08 循環基礎 R-09 循環臨床 R-10 循環50 R-30 マンガ循 完全2 P15 P42-43 P158-159 フィジ P51 P55-57 P205 PM循環 P21		☆
		□ 離床時の血圧の変化について説明できる	完全2 P15 P42-43 P158-159 フィジ P51 P55-57 P205 PM循環 P21		☆
		□ 脈の触診と血圧の関係について説明できる	フィジ P42-45		☆
□Ⅱ-2.2 心拍数・脈拍数	□Ⅱ-2.2.1 心拍数および脈拍数について理解している	□ 心拍数と脈拍数について説明できる	R-08 循環基礎 R-09 循環臨床 R-10 循環50 R-30 マンガ循 R-35 急性期2 J-07 フィジ実技 完全2 P42-43 フィジP42-43	○	
		□ 心拍数と脈拍数の違いについて説明できる	完全2 P42-43 フィジP42-43	○	
	□Ⅱ-2.2.2 心拍および脈拍について基準値について理解している	□ 心拍および脈拍の基準値について説明できる	R-08 循環基礎 R-09 循環臨床 R-10 循環50 R-30 マンガ循 R-35 急性期2 J-07 フィジ実技 完全2 P42-43 フィジP42-43	◇	
	□Ⅱ-2.2.3 心拍数および脈拍数と離床の関係について理解している	□ 心拍数と脈拍数の変化と離床のリスクについて説明できる	R-08 循環基礎 R-09 循環臨床 R-10 循環50 R-35 急性期2 R-30 マンガ循 J-07 フィジ実技 完全2 P42-43 フィジP42-43 P205		☆
		□ 離床時の心拍数と脈拍数の変化について説明できる	完全2 P42-43 フィジP42-43 P205		☆

大項目	中項目	小項目	リンク・備考	回答	レベル
□Ⅱ-2.3 循環血液量	□Ⅱ-2.3.1 循環血液量について理解している	□成人における循環血液量の基準値について説明できる	R-08 循環基礎 R-09 循環臨床 R-10 循環50 R-35 急性期2 PM循環P21		○
		□体重に対する循環血液量の割合について説明できる			○
	□Ⅱ-2.3.2 循環血液量の測定について理解している	□中心静脈圧（CVP)と循環血液量の関係について説明できる	R-08 循環基礎 R-09 循環臨床 R-10 循環50 R-35 急性期2 完全2 P93 フィジ P38 PM循環 P99		◇
		□Aラインの波形と循環血液量の関係について説明できる			◇
	□Ⅱ-2.3.3 循環血液量と離床の関係について理解している	□循環血液量過多のリスクについて説明できる	R-08 循環基礎 R-09 循環臨床 R-10 循環50 R-35 急性期2		☆
		□循環血液量不足のリスクについて説明できる	完全2 P15-16 P110 フィジ P55 P204		☆
		□離床時における臓器への血流変化について説明できる	PM循環 P21		☆
□Ⅱ-2.4 尿量	□Ⅱ-2.4.1 尿量について理解している	□尿量と心機能の関係について説明できる	R-08 循環基礎 R-09 循環臨床 R-10 循環50 R-14 心臓外科 R-35 急性期2 R-36 周術期 完全2 P45 P88 P103 P107 フィジ P49 P130 P132 P175		○
		□尿量と腎機能の関係について説明できる	フィジカル 完全2 P88 P103 P107-108 フィジ P49 P130 P132 P175		○
		□尿量が増加する因子について説明できる	完全2 P15		○
		□尿量が減少する因子について説明できる	完全2 P45 P88 P103 P107 フィジ P49 P130 P132 P175		○

大項目	中項目	小項目	リンク・備考	回答	レベル
	□Ⅱ-2.4.2 尿量の測定方法について理解している	□尿量の測定方法について説明できる	R-08 循環基礎 R-09 循環臨床 R-10 循環50 R-14 心臓外科 R-35 急性期2 R-36 周術期 完全2 P86 フィジ P49		◇
	□Ⅱ-2.4.3 尿量の基準値について理解している	□体重1kgあたりの尿量の基準値について説明できる	R-08 循環基礎 R-09 循環臨床 R-10 循環50 R-14 心臓外科 R-35 急性期2 R-36 周術期 完全2 P88 P107 フィジ P49 P132		◇
		□体重1kgあたりの尿量の最低値について説明できる	完全2 P88 P107 フィジ P49 P132 P175		◇
	□Ⅱ-2.4.4 尿量の異常により生体に及ぼす影響について理解している	□尿量過多の場合における離床のリスクについて説明できる	R-08 循環基礎 R-09 循環臨床 R-10 循環50 R-14 心臓外科 R-35 急性期2 R-36 周術期		☆
		□尿量不足の場合における離床のリスクについて説明できる	完全2 P45 P88 P103 フィジ P132		☆
		□尿の色と離床のリスクについて説明できる	完全2 P86 P107 フィジ P49		☆
□Ⅱ-2.5 中心静脈圧	□Ⅱ-2.5.1 中心静脈圧の測定について理解している	□中心静脈圧の測定方法について説明できる	R-08 循環基礎 R-09 循環臨床 R-10 循環50 R-14 心臓外科 R-35 急性期2 R-36 周術期 完全2 P93 フィジ P38 PM循環 P99		◇
	□Ⅱ-2.5.2 中心静脈圧の基準値について理解している	□中心静脈圧の基準値について説明できる	R-08 循環基礎 R-09 循環臨床 R-10 循環50 R-14 心臓外科 R-35 急性期2 R-36 周術期 完全2 P93 PM循環 P99		◇

Ⅱ-2 循環状態

大項目	中項目	小項目	リンク・備考	回答	レベル
	□Ⅱ-2.5.3 中心静脈圧と離床の関係について理解している	□ 中心静脈圧の値が高い場合の離床のリスクについて説明できる	R-08 循環基礎 R-09 循環臨床 R-10 循環50 R-14 心臓外科 R-35 急性期2 R-36 周術期		☆
		□ 中心静脈圧の値が低い場合の離床のリスクについて説明できる	完全2 P16 PM循環 P99		☆
□Ⅱ-2.6 出血（量）	□Ⅱ-2.6.1 出血（量）について理解している	□ 生命維持に必要な循環血液量と出血の危険値について説明できる	R-14 心臓外科 R-36 周術期		◇
		□ 出血とヘモグロビン量の関係について説明できる			◇
	□Ⅱ-2.6.2 出血と離床の関係について理解している	□ 出血が疑われる患者におけるアセスメント項目を5つ以上挙げられる	R-14 心臓外科 R-36 周術期		☆
		□ 持続的な出血を認める患者の離床可否について説明できる			☆
□Ⅱ-2.7 水分バランス(In out balance)	□Ⅱ-2.7.1 水分バランスについて理解している	□ 水分摂取量（Intake）に関連する検査項目を3つ以上挙げられる	R-08 循環基礎 R-09 循環臨床 R-10 循環50 R-14 心臓外科 R-35 急性期2 R-36 周術期 完全2 P103		〇
		□ 水分排出量（Output)に関連する検査項目を3つ以上挙げられる	完全2 P103-105		〇
		□ 摂取量と排出量のバランスについて説明できる	完全2 P103		◇
	□Ⅱ-2.7.2 水分バランスと体液に関連した生理について理解している	□ 体液の構成要素を2つに分類して説明できる	R-08 循環基礎 R-09 循環臨床 R-10 循環50 R-14 心臓外科 R-35 急性期2 R-36 周術期 完全2 P104		〇
		□ 細胞外液の構成要素を2つに分類して説明できる	完全2 P104		〇
		□ 侵襲と血管透過性の関係から、体液分布の変化について説明できる	完全2 P103-105		◇
		□ リフィリングについて説明できる	完全2 P105		◇
		□ 高張性脱水と低張性脱水の違いについて説明できる			☆
		□ 高張性脱水と低張性脱水の症状をそれぞれ説明できる			☆
		□ 不感蒸泄を促進させる要素について説明できる	完全2 P103-104		☆

大項目	中項目	小項目	リンク・備考	回答	レベル
	□Ⅱ-2.7.3 輸液について理解 している	□ 輸液が必要な病態について説明できる	R-31 重症アセ R-36 周術期 完全2 P106 P140		◇
		□ 輸液における、細胞外液補充液とブドウ糖液の違いについて説明できる	完全2 P140		◇
		□ 高ナトリウム血症と低ナトリウム血症の症状について説明できる	完全2 P69		◇
		□ 高カリウム血症と低カリウム血症の症状について説明できる	完全2 P69		◇
	□Ⅱ-2.7.4 輸血について理解 している	□ 輸血について説明できる	R-31 重症アセ R-36 周術期		◇
	□Ⅱ-2.7.5 水分バランスと離 床の関係について 理解している	□ 水分バランスと離床の関係について説明できる	R-31 重症アセ R-36 周術期 完全2 P15 P140 フィジ P173- 174		☆
□Ⅱ-2.8 体温	□Ⅱ-2.8.1 体温の基準値につ いて理解している	□ 体温の基準値について説明できる	R-31 重症アセ R-36 周術期 完全2 P42-43		○
	□Ⅱ-2.8.2 体温の異常により 生体に及ぼす影響 について理解して いる	□ 体温が高い場合の生体に及ぼす影響について説明できる	R-31 重症アセ R-36 周術期 完全2 P42-43 P70 P103 フィジ P147		○
		□ 体温が低い場合の生体に及ぼす影響について説明できる	完全2 P42-43		○
		□ 解熱・加熱すべき状態について説明できる	完全2 P43		◇
	□Ⅱ-2.8.3 体温と離床の関係 について理解して いる	□ 体温が高い場合における離床のリスクについて説明できる	R-31 重症アセ R-36 周術期 完全2 P42-43 P70		☆
		□ 体温が低い場合における離床のリスクについて説明できる	完全2 P42-43		☆
□Ⅱ-2.9 循環不全	□Ⅱ-2.9.1 循環不全の病態と 症状について理解 している	□ 循環不全に陥る前に働く代償反応を3つ挙げられる	R-08 循環基礎 R-09 循環臨床 R-10 循環50 R-35 急性期2 R-30 マンガ循		○
		□ 低心拍出量症候群（LOS)について説明できる			○
		□ 低心拍出量症候群（LOS)の症状を3つ挙げられる			○
		□ 心原性ショックを疑うべき所見を3つ以上挙げられる	完全2 P51 PM循環 P36		○
		□ フォレスターによる、心不全の指標の4分類について説明できる	フィジ P46 PM循環 P34		◇

大項目	中項目	小項目	リンク・備考	回答	レベル
		□ ノーリアによる、心不全の指標の4分類について説明できる	完全2 P45 フィジ P46		◇
	□ Ⅱ-2.9.2 循環不全と離床の関係について理解している	□ 循環不全が離床に及ぼすリスクについて説明できる	R-08 循環基礎 R-09 循環臨床 R-10 循環50 R-35 急性期2 R-30 マンガ循 完全2 P42-45 P88-89 フィジ P35-38 P41-47 P57 P175-176		☆
		□ 起坐呼吸と循環不全の関係について説明できる			☆
		□ 循環機能が低下した患者が離床したときに、評価すべき指標を7つ以上挙げられる	フィジ P35-57		☆
		□ 循環機能が低下した患者が離床したときに、留意すべきポイントを3つ以上挙げられる	完全2 P162-165 フィジ P35-57		☆
□ Ⅱ-2.10 起立性低血圧	□ Ⅱ-2.10.1 起立性低血圧の病態と症状について理解している	□ 起立性低血圧の発生機序について説明できる	R-08 循環基礎 R-09 循環臨床 R-10 循環50 R-14 心臓外科 R-35 急性期2 R-30 マンガ循 完全2 P15 P158 フィジ P55-56 P204 PM呼吸 P134		○
		□ 起立性低血圧を防ぐ圧受容器反射を2つ挙げ,その生理について説明できる			◇
		□ 起立性低血圧を発症した時の症状を3つ以上挙げられる	フィジ P55-56 PM呼吸 P134		◇
	□ Ⅱ-2.10.2 離床時に発症した起立性低血圧の対処法について理解している	□ 離床時における起立性低血圧予防の対策を4つ以上挙げ,その機序について説明できる	R-08 循環基礎 R-09 循環臨床 R-10 循環50 R-14 心臓外科 R-35 急性期2 R-30 マンガ循 完全2 P158-159 フィジ P55-56 P152 P204 PM循環 P114 PM呼吸 P134		☆
		□ 離床時に起立性低血圧を起こした患者に対する対処法を3つ以上挙げられる	完全2 P159 フィジ P152 PM循環 P114 PM呼吸 P134		☆

大項目	中項目	小項目	確認印
／10	／32	／86	

← 中項目の点数は P102 に転記して下さい

Ⅱ　離床を行う上での基礎知識

Ⅱ-3. 骨・関節系

大項目	中項目	小項目	リンク・備考	回答	レベル
□Ⅱ-3.1 脊椎の解剖・運動	□Ⅱ-3.1.1 脊椎の構造について理解している	□ 脊椎の構造（および名称）について説明できる	R-28 臨床画像 R-40 整形画像 R-43 脊椎 PM整形 P79 P102	○	
		□ 脊椎の骨の数について説明できる	PM整形 P79 P102	○	
		□ 脊椎の関節構成体について説明できる		○	
		□ この部位につく骨格筋の解剖について説明できる		○	
	□Ⅱ-3.1.2 頸椎の構造について理解している	□ 頸椎（各部位）の名称について説明できる	R-43 脊椎 PM整形 P79	○	
		□ 頸椎の特徴について説明できる	PM整形 P102	◇	
	□Ⅱ-3.1.3 胸椎の構造について理解している	□ 胸椎（各部位）の名称について説明できる	R-43 脊椎 PM整形 P79	○	
		□ 胸椎の特徴について説明できる	PM整形 P102	◇	
	□Ⅱ-3.1.4 腰椎の構造について理解している	□ 腰椎（各部位）の名称について説明できる	R-43 脊椎 PM整形 P79	○	
		□ 腰椎の特徴について説明できる	PM整形 P102	◇	
□Ⅱ-3.2 上肢の解剖・運動	□Ⅱ-3.2.1 上肢の構造について理解している	□ 上肢の構造（および名称）について説明できる	R-58 肩関節	○	
	□Ⅱ-3.2.2 肩関節の構造について理解している	□ 肩関節の構造（靭帯など）について説明できる	R-58 肩関節	○	
		□ 肩関節の特徴について説明できる		◇	
		□ この部位につく骨格筋の解剖について説明できる		○	
	□Ⅱ-3.2.3 肘関節の構造について理解している	□ 肘関節の構造（靭帯など）について説明できる		○	
		□ 肘関節の特徴について説明できる		◇	
		□ この部位につく骨格筋の解剖について説明できる	PM整形 P52-53	○	
	□Ⅱ-3.2.4 手・指関節の構造について理解している	□ 手・指関節の構造（靭帯など）について説明できる		○	
		□ 手・指関節の特徴について説明できる		◇	
		□ この部位につく骨格筋の解剖について説明できる		○	

大項目	中項目	小項目	リンク・備考	回答	レベル
□Ⅱ-3.3 下肢の解剖・運動	□Ⅱ-3.3.1 下肢の構造について理解している	□下肢の構造（および名称）について説明できる	R-28 臨床画像 R-40 整形画像 R-46 人工関節		○
	□Ⅱ-3.3.2 股関節の構造について理解している	□股関節の構造（靭帯など）について説明できる	R-28 臨床画像 R-40 整形画像 R-46 人工関節 PM整形 P67		○
		□股関節の特徴について説明できる			◇
		□この部位につく骨格筋の解剖について説明できる	PM整形 P50 P55 P68		○
	□Ⅱ-3.3.3 膝関節の構造について理解している	□膝関節の構造（靭帯など）について説明できる	R-28 臨床画像 R-40 整形画像 R-46 人工関節 PM整形 P95-96		○
		□膝関節の特徴について説明できる			◇
		□この部位につく骨格筋の解剖について説明できる	PM整形 P73		○
	□Ⅱ-3.3.4 足・趾関節の構造について理解している	□足・趾関節の構造（靭帯など）について説明できる			○
		□足・指関節の特徴について説明できる			◇
		□この部位につく骨格筋の解剖について説明できる			○
□Ⅱ-3.4 代表的疾患の理解	□Ⅱ-3.4.1 脊柱における代表的な疾患について理解している	□頸椎における代表的な疾患を3つ挙げられる	R-43 脊椎 PM整形 P79-94 P99-104		○
		□胸椎における代表的な疾患を3つ挙げられる	PM整形 P79-94		○
		□腰椎における代表的な疾患を3つ挙げられる	PM整形 P79-94		○
	□Ⅱ-3.4.2 上肢における代表的な疾患について理解している	□肩関節における代表的な疾患を3つ挙げられる	R-58 肩関節		☆
		□肘関節における代表的な疾患を3つ挙げられる			☆
		□手・指関節における代表的な疾患を3つ挙げられる			☆
	□Ⅱ-3.4.3 下肢における代表的な疾患について理解している	□股関節における代表的な疾患を3つ挙げられる	R-28 臨床画像 R-40 整形画像 R-46 人工関節 PM整形 P54-61 P67-72		☆
		□膝関節における代表的な疾患を3つ挙げられる	PM整形 P73-78 P95-98		☆
		□足・趾関節における代表的な疾患を3つ挙げられる			☆

大項目	中項目	小項目	リンク・備考	回答	レベル
□Ⅱ-3.5 徒手的評価法	□Ⅱ-3.5.1 脊椎における代表的な徒手的評価について理解している	□ 頸椎における疼痛や神経テストの代表的な徒手的検査を3つ挙げられる	R-43 脊椎 PM整形 P42		◇
		□ 橈骨動脈のスパズムや血流における徒手的検査を説明できる			◇
		□ 硬膜刺激症状における徒手的検査を説明できる			◇
	□Ⅱ-3.5.2 上肢における代表的な徒手的評価について理解している	□ 肩関節不安定性（脱臼）における代表的な徒手的検査を3つ挙げられる	R-58 肩関節		◇
		□ 腱板断裂における徒手的検査を説明できる	PM整形 P41		◇
		□ 胸郭出口症候群における代表的な徒手的検査を3つ挙げられる	PM整形 P44		◇
		□ 上腕二頭筋腱不安定性における徒手的検査を説明できる			◇
		□ 肘関節不安定性における徒手的検査を説明できる			◇
		□ 回内筋症候群における徒手的検査を説明できる			◇
		□ 手指および手内・外筋における代表的な徒手的検査を3つ挙げられる			◇
		□ 手根管症候群における徒手的検査を説明できる			◇
	□Ⅱ-3.5.3 下肢における代表的な徒手的評価について理解している	□ 下肢神経テストにおける代表的な徒手的検査を3つ挙げられる	R-46 人工関節 PM整形 P43		◇
		□ 股関節機能不全における代表的な跛行を説明できる			◇
		□ 脚長差における代表的な徒手的検査を3つ挙げられる	フィジ P98-99 PM整形 P20		◇
		□ 股関節および仙腸関節痛における代表的な徒手的検査を3つ挙げられる			◇
		□ 股関節周囲筋の短縮における代表的な徒手的検査を3つ挙げられる	PM整形 P40		◇
		□ 上記以外の股関節機能異常における徒手的検査を説明できる			◇
		□ 膝関節不安定性における代表的な徒手的検査を3つ挙げられる	PM整形 P37-39		◇
		□ 上記以外の膝関節機能異常における徒手的検査を説明できる	PM整形 P33		◇
		□ 足関節機能異常における徒手的検査を説明できる			◇
□Ⅱ-3.6 装具療法	□Ⅱ-3.6.1 装具療法について理解している	□ 装具療法の目的を説明することが出来る			☆

大項目	中項目	小項目	リンク・備考	回答	レベル
	□Ⅱ-3.6.2 脊椎の代表的な装具について理解している	□頸椎における代表的な装具を3つ挙げられる	PM整形 P112		☆
	□Ⅱ-3.6.3 上肢の代表的な装具について理解している	□上肢における代表的な装具を3つ挙げられる	R-58 肩関節 PM整形 P109		☆
	□Ⅱ-3.6.4 下肢の代表的な装具について理解している	□下肢における代表的な装具を3つ挙げられる	PM整形 P110-111		☆
□Ⅱ-3.7 手術・術式の理解	□Ⅱ-3.7.1 手術・術式の確認の重要性について理解している	□手術・術式の確認の重要性について説明することが出来る	R-40 整形画像 R-46 人工関節 R-58 肩関節		☆

大項目	中項目	小項目	確認印
／7	／23	／64	

中項目の点数は P102 に転記して下さい

Ⅱ　離床を行う上での基礎知識

Ⅱ-4. 運動機能

大項目	中項目	小項目	リンク・備考	回答	レベル
□Ⅱ-4.1 運動機能の基礎知識	□Ⅱ-4.1.1 中枢神経性運動機能障害について理解している	□中枢神経障害における運動機能障害を説明できる	R-18 脳卒中 R-20 脳検査 R-37 装具 完全2 P51 フィジ P58-83 P190-192 脳ガイド P98-140		○
	□Ⅱ-4.1.2 末梢神経性運動機能障害について理解している	□末梢神経障害における運動機能障害を説明できる	フィジ P82-84 PM整形 P62-66		○
	□Ⅱ-4.1.3 筋力低下（萎縮）の原因・機序について理解している	□筋萎縮について特徴を3つ挙げられる	R-50 筋トレ 完全2 P17-18		◇
		□ICU-AWについて特徴を3つ挙げられる	完全2 P17-19 P51 P54 P159-160		◇
	□Ⅱ-4.1.4 術後侵襲と蛋白異化作用について理解している	□術後侵襲と蛋白異化作用について説明できる	R-14 心臓外科 R-36 周術期 R-42 栄養		☆
		□蛋白異化が亢進した時期の離床・運動負荷について説明できる			☆
	□Ⅱ-4.1.5 術後侵襲と蛋白同化作用について理解している	□術後侵襲と蛋白同化作用について説明できる	R-36 周術期 R-42 栄養		☆
		□蛋白同化開始時期の離床と運動負荷について説明できる			☆
	□Ⅱ-4.1.6 近位・遠位筋群の筋力低下の原因について理解している	□近位・遠位筋群の筋力低下の原因について説明できる	R-50 筋トレ		◇
		□脳血管障害などによる上位運動ニューロン障害の特徴について説明できる	フィジカル P78-79 脳ガイド P130-132 P134-140 PM脳神経 P35-38		◇
		□末梢神経障害などの下位運動ニューロン障害の特徴について説明できる			◇

大項目	中項目	小項目	リンク・備考	回答	レベル
	□Ⅱ-4.1.7 運動機能低下と離床の関係について理解している	□ 運動機能低下と離床の関係について説明できる	R-18 脳卒中 R-20 脳検査 R-37 装具 R-50 筋トレ 完全2 P54 フィジ P84-85		☆
□Ⅱ-4.2 筋力（麻痺）	□Ⅱ-4.2.1 筋力低下の原因について理解している	□ 筋力低下の原因を3つ挙げられる	R-50 筋トレ 完全2 P17-19		○
	□Ⅱ-4.2.2 筋力を評価するスケールについて理解している	□ 筋力を評価するスケールについて説明できる	K-04 ベーシ 完全2 P54 フィジ P93-96 脳ガイド P114-117		○
		□ MMT評価を用いる利点について説明できる	フィジ P93-96 脳ガイド P114-117		○
		□ MRC- sum Scoreを用いる利点について説明できる	完全2 P54 フィジ P94		◇
		□ 簡易的なスクリーニングテストについて説明できる	K-04 ベーシ 完全2 P52-54 フィジ P82-85		◇
	□Ⅱ-4.2.3 離床と筋力の関係について理解している	□ 離床と筋力の関係について説明できる	K-04 ベーシ R-50 筋トレ 完全2 P51		☆
□Ⅱ-4.3 関節可動域検査	□Ⅱ-4.3.1 関節可動域制限の原因と種類について理解している	□ 関節可動域制限の原因と種類について説明できる	J-04 ROM 完全2 P198 フィジ P92		○
	□Ⅱ-4.3.2 関節可動域評価について理解している	□ 各関節の参考可動域について説明できる	J-04 ROM フィジカル P89-92		○
	□Ⅱ-4.3.3 離床と関節可動域との関係について理解している	□ 離床と関節可動域制限との関係について説明できる	J-04 ROM フィジカル P88		☆
□Ⅱ-4.4 栄養	□Ⅱ-4.4.1 低栄養と筋力低下（サルコペニア）の関連について理解している	□ 低栄養と筋力低下（サルコペニア）の関連について説明できる	R-42 栄養 完全2 P20		○
	□Ⅱ-4.4.2 栄養状態の簡易スケールについて理解している	□ 栄養状態の簡易スケールについて説明できる	R-42 栄養 フィジ P98		◇

大項目	中項目	小項目	リンク・備考	回答	レベル
	□Ⅱ-4.4.3 筋肉量を評価するスケールについて理解している	□ 筋肉量を評価するスケールについて説明できる	R-42 栄養		◇
	□Ⅱ-4.4.4 筋肉の萎縮・腫脹をアセスメントする方法について理解している	□ 筋肉の萎縮・腫脹をアセスメントする方法について説明できる	フィジ P97-98		◇
	□Ⅱ-4.4.5 離床と栄養との関係について理解している	□ 離床と栄養の関係性について説明できる	R-42 栄養 フィジ P97-98		☆
□Ⅱ-4.5 運動機能の評価	□Ⅱ-4.5.1 運動機能のスクリーニングテストについて理解している	□ 動作能力予測テストについて説明できる	K-04 ベーシ 完全2 P54 フィジ P84-85		○
	□Ⅱ-4.5.2 身体活動度を評価するスケールについて理解している	□ 身体活動度を評価する代表的なスケールを挙げられる	K-02 リスク 完全2 P54 P159 P166 フィジ P94		◇
	□Ⅱ-4.5.3 身体活動度と離床の関係について理解している	□ 身体活動度と離床の関係について説明できる	K-02 リスク		☆
	□Ⅱ-4.5.4 日常生活動作を評価するスケールについて理解している	□ 日常生活動作を評価する代表的なスケールを2つ挙げられる	R-18 脳卒中 完全2 P56		○
		□ Barthel indexの特徴を3つ以上挙げられる	完全2 P56		◇
		□ FIMの特徴を3つ以上挙げられる			◇
	□Ⅱ-4.5.5 日常生活動作と離床の関係について理解している	□ 日常生活動作と離床の関係について説明できる	R-18 脳卒中		☆

Ⅱ-4 運動機能

大項目	中項目	小項目	確認印
／5	／23	／33	

中項目の点数は P102 に転記して下さい

Ⅱ 離床を行う上での基礎知識

Ⅱ-5. 脳神経系

大項目	中項目	小項目	リンク・備考	回答	レベル
□Ⅱ-5.1 脳神経系の解剖 生理	□Ⅱ-5.1.1 大脳の解剖について理解している	□4つの頭葉について説明できる	R-18 脳卒中 R-20 脳検査 R-25 高次脳 R-28 臨床画像 脳ガイド P79 P85-86	○	
		□前頭葉と頭頂葉を分ける溝について説明できる	脳ガイド P69-70 P85		◇
		□前頭葉と側頭葉・側頭葉と頭頂葉を分ける溝について説明できる	脳ガイド P85-86		◇
	□Ⅱ-5.1.2 大脳基底核の解剖について理解している	□被殻の位置と機能について説明できる	R-18 脳卒中 R-20 脳検査 R-25 高次脳 R-28 臨床画像 脳ガイド P43-45 P76-77	○	
		□視床の位置と機能について説明できる	脳ガイド P43 P76-77	○	
		□淡蒼球の位置について説明できる	脳ガイド P43 P76		◇
		□尾状核の位置について説明できる			◇
	□Ⅱ-5.1.3 脳幹の解剖について理解している	□中脳の位置と機能について説明できる	R-18 脳卒中 R-20 脳検査 R-25 高次脳 R-28 臨床画像 脳ガイド P50 P78-79 P84-85	○	
		□橋の位置と機能について説明できる	脳ガイド P50 P80-81 P84-85	○	
		□延髄の位置と機能について説明できる	脳ガイド P50	○	
	□Ⅱ-5.1.4 小脳の解剖について理解している	□小脳半球の位置と機能について説明できる	R-18 脳卒中 R-20 脳検査 R-28 臨床画像 脳ガイド P47 P79-80 P118	○	
		□小脳虫部の位置と機能について説明できる	脳ガイド P47 P79-80 P118	○	
		□片葉小節葉の位置と機能について説明できる	脳ガイド P47	○	

大項目	中項目	小項目	リンク・備考	回答	レベル
	□Ⅱ-5.1.5 脳血管の解剖について理解している	□ 前方循環の血管を3つ以上挙げられる	R-18 脳卒中 R-20 脳検査 R-28 臨床画像 脳ガイド P31 P88-89 P91-93		○
		□ 後方循環の血管を3つ以上挙げられる	脳ガイド P31 P88 P90-93		○
	□Ⅱ-5.1.6 脳神経の生理について理解している	□ 神経細胞の活動に必要なエネルギー源を2つ挙げられる	R-18 脳卒中 R-45 脳血流 脳ガイド P14-15		○
		□ 血液脳関門（BBB）について説明できる	R-18 脳卒中 R-45 脳血流 脳ガイド P14-15		◇
		□ ペナンブラについて説明できる	脳ガイド P12 P15-16 P36 P39		◇
		□ 脳循環自動調節能が機能する平均血圧の範囲について説明できる	脳ガイド P16-17		◇
	□Ⅱ-5.1.7 脳圧について理解している	□ 正常な脳圧を規定する3つの因子について説明できる	R-18 脳卒中 R-45 脳血流 脳ガイド P18 P21-22 P37-38		○
	□Ⅱ-5.1.8 脳圧亢進について理解している	□ 脳浮腫の種類を2つ以上挙げられる	R-18 脳卒中 R-45 脳血流 脳ガイド P18-19		○
		□ 脳浮腫の原因となる疾患または病態を3つ以上挙げられる	脳ガイド P18-19		◇
		□ 脳ヘルニアを起こしやすい場所を2つ以上挙げられる	脳ガイド P19-21		◇
		□ クッシング現象のバイタルサイン変化について説明できる	フィジ P191 脳ガイド P20		◇
		□ クッシング現象のメカニズムについて説明できる	フィジ P191 脳ガイド P20		☆
		□ 脳圧亢進症状を3つ以上挙げられる	フィジ P191 脳ガイド P19-22		☆
	□Ⅱ-5.1.9 脳脊髄液について理解している	□ 脳脊髄液の役割について説明できる	R-18 脳卒中 脳ガイド P21		○
		□ 脳脊髄液の正常量について説明できる	脳ガイド P18 P21		○

大項目	中項目	小項目	リンク・備考	回答	レベル
		□ 脳脊髄液の1日の産生量について説明できる	脳ガイド P21		〇
		□ 水頭症の原因について説明できる	脳ガイド P58		◇
		□ 急性水頭症の症状について説明できる	脳ガイド P42		◇
		□ 正常圧水頭症の3徴候について説明できる	脳ガイド P58		◇
	□Ⅱ-5.1.10 運動神経について理解している	□ 錐体路の走行について説明できる	R-18 脳卒中 RF37 装具 脳ガイド P112 P130		〇
		□ 錐体外路の走行について説明できる			〇
		□ 連合反応について説明できる	脳ガイド P114 P116		◇
		□ 共同運動について説明できる	脳ガイド P114-116		◇
		□ 分離運動について説明できる	脳ガイド P114-116		◇
		□ 錐体路障害の症状について説明できる	脳ガイド P58 P112		◇
		□ 錐体外路障害の症状について説明できる			◇
	□Ⅱ-5.1.11 感覚神経について理解している	□ 感覚の種類を3つ以上挙げられる	フィジ P80 脳ガイド P126		〇
		□ 異常感覚について説明できる	フィジ P80 脳ガイド P127-129		☆
	□Ⅱ-5.1.12 小脳について理解している	□ 運動失調について説明できる	R-18 脳卒中 フィジ P76 脳ガイド P48 P118		☆
		□ 体幹失調について説明できる			☆
		□ 平衡障害について説明できる			☆
	□Ⅱ-5.1.13 眼球運動について理解している	□ 眼球運動に関わる神経を3つ挙げられる	R-18 脳卒中 フィジ P71 脳ガイド P102		〇
		□ 眼球運動に関わる筋を3つ以上挙げられる	フィジ P71 脳ガイド P102		〇
		□ 水平眼球運動の注視中枢の場所について説明できる	脳ガイド P103-105		◇
		□ 被殻出血によって起こる共同偏視について説明できる	脳ガイド P46 P104-105		☆
		□ 小脳出血によって起こる共同偏視について説明できる	脳ガイド P104-105		☆
		□ 橋出血によって起こる水平眼球運動障害について説明できる	フィジ P71 脳ガイド P104-105		☆
	□Ⅱ-5.1.14 瞳孔について理解している	□ 瞳孔の調節に関わる神経を2つ挙げられる	R-18 脳卒中 脳ガイド P52 P106		〇

大項目	中項目	小項目	リンク・備考	回答	レベル
		□ 瞳孔不同について説明できる	フィジ P68 脳ガイド P106 P108	○	
		□ 瞳孔不同になる病態を2つ以上挙げられる	フィジ P70 脳ガイド P106		◇
		□ 直接対光反射について説明できる	フィジ P69-70 脳ガイド P107		☆
		□ 間接対光反射について説明できる	フィジ P69-70 脳ガイド P107		☆
		□ 縮瞳について説明できる	フィジ P68 脳ガイド P108		☆
		□ 散瞳について説明できる	フィジ P68 脳ガイド P108		☆
	□Ⅱ-5.1.15 顔面筋について理解している	□ 顔面筋を支配する神経について説明できる	R-18 脳卒中 脳ガイド P109-112	○	
		□ 顔面の感覚に関わる神経について説明できる	脳ガイド P109-112	○	
		□ 中枢性顔面神経麻痺について説明できる	フィジ P72-73 脳ガイド P109-112		◇
		□ 末梢性顔面神経麻痺について説明できる	フィジ P72-73 脳ガイド P109-112		◇
		□ 顔面筋を3つ以上挙げられる	脳ガイド P110-112		☆
	□Ⅱ-5.1.16 筋緊張について理解している	□ 筋緊張について説明できる	脳ガイド P129-130	○	
		□ 痙縮（痙性）ついて説明できる	脳ガイド P129-132		◇
		□ 固縮（硬直）について説明できる	脳ガイド P129-133		◇
		□ 弛緩について説明できる	脳ガイド P129-133		◇
□Ⅱ-5.2 脳卒中	□Ⅱ-5.2.1 脳卒中の病態について理解している	□ 虚血性脳卒中と出血性脳卒中の違いについて説明できる	R-18 脳卒中 R-45 脳血流 脳ガイド P24-25	○	
		□ 脳卒中によって起こる症状を5つ以上挙げられる	フィジ P58-81 脳ガイド P97-140	○	
	□Ⅱ-5.2.2 脳梗塞の病態について理解している	□ 脳梗塞の病型を3つ挙げ、それぞれの脳画像の特徴について説明できる	R-18 脳卒中 R-45 脳血流 脳ガイド P27-35		◇
		□ 脳梗塞の発生機序を3つ挙げられる	脳ガイド P27-35		◇

Ⅱ-5 脳神経系

大項目	中項目	小項目	リンク・備考	回答	レベル
		□ 脳梗塞の血圧管理について説明できる	脳ガイド P33 P36-38 P158		◇
		□ 出血性梗塞の病態と血圧管理について説明できる	脳ガイド P32		◇
		□ Branch atheromatous disease（BAD）の病態と脳画像所見について説明できる	脳ガイド P30		☆
		□ 血行力学性脳梗塞の離床の留意点について説明できる	脳ガイド P33 P163-164 P167		☆
		□ 心原性脳塞栓症の離床の留意点について説明できる	脳ガイド P33 P161-162 P166		☆
		□ ラクナ梗塞患者の離床の留意点について説明できる	脳ガイド P33 P159-161 P165		☆
		□ t-PA療法実施患者の離床の留意点について説明できる	脳ガイド 168-169		☆
	□Ⅱ-5.2.3 脳出血の病態について理解している	□ 脳出血の好発部位を3つ以上挙げられる	R-18 脳卒中 R-45 脳血流 脳ガイド P39	○	
		□ 非高血圧性脳出血の原因を2つ以上挙げられる	脳ガイド P40	○	
		□ 脳出血後の血圧管理について説明できる	脳ガイド P54-55		◇
		□ 脳出血患者の離床の留意点について説明できる	脳ガイド P53 P170-173		☆
	□Ⅱ-5.2.4 くも膜下出血の病態について理解している	□ 脳動脈瘤の好発部位を3つ以上挙げられる	R-18 脳卒中 R-45 脳血流 脳ガイド P78 P91	○	
		□ くも膜下出血の症状を2つ以上挙げられる	脳ガイド P56-57	○	
		□ くも膜下出血手術後の血圧管理について説明できる	脳ガイド P61		◇
		□ くも膜下出血後に起こる合併症を3つ以上挙げられる	脳ガイド P56-57		◇
		□ 脳血管攣縮の発生しやすい時期について説明できる	脳ガイド P56 P62		◇
		□ くも膜下出血患者の離床の留意点について説明できる	脳ガイド P59 P174-177		☆

大項目	中項目	小項目	確認印
／2	／20	／87	

中項目の点数は P102 に転記して下さい

Ⅱ 離床を行う上での基礎知識

Ⅱ-6. 意識・精神状態

大項目	中項目	小項目	リンク・備考	回答	レベル
□Ⅱ-6.1 意識状態の基礎知識	□Ⅱ-6.1.1 意識に関連する神経回路について理解している	□ 意識の覚醒状態を保つ中枢について説明できる	J-06 フィ理 R-18 脳卒中 R-28 臨床画像 R-31 重症アセ フィジ P143 脳ガイド P51 P101		○
		□ 大脳皮質へ表在感覚・深部感覚の情報を送る中継点について説明できる	脳ガイド P126		◇
	□Ⅱ-6.1.2 意識の生理について理解している	□ 意識を保つために必要な情報を3つ以上挙げられる			○
		□ 呼吸・循環と意識の関係について説明できる	完全2 P58 脳ガイド P99		◇
□Ⅱ-6.2 意識状態の評価	□Ⅱ-6.2.1 正常な意識レベルについて理解している	□ 正常な覚醒状態について説明できる	J-06 フィ理 R-18 脳卒中 R-28 臨床画像 R-31 重症アセ フィジ P58 P139		○
		□ 正常な認知状態について説明できる	フィジ P58 P139		○
	□Ⅱ-6.2.2 意識レベル低下について理解している	□ 傾眠について説明できる	J-06 フィ理 R-18 脳卒中 R-28 臨床画像 R-31 重症アセ		☆
		□ 昏睡について説明できる			☆
		□ 見当識障害について説明できる			☆
		□ 異常肢位について説明できる	フィジ P66 脳ガイド P100		☆
	□Ⅱ-6.2.3 意識状態を把握するスケールについて理解している	□ 代表的なスケールを2つ挙げられる	J-06 フィ理 R-18 脳卒中 R-31 重症アセ 完全2 P57-58 フィジ P67 脳ガイド P100		◇
□Ⅱ-6.3 意識障害の病態	□Ⅱ-6.3.1 意識障害を生じる病態について理解している	□ 意識障害を生じる病態を5つ挙げられる	J-06 フィ理 R-18 脳卒中 R-28 臨床画像 R-31 重症アセ フィジ P140-143 脳ガイド P101		○
		□ 意識レベル低下の原因となる緊急度の高い疾患を3つ挙げられる	フィジ P140-143		◇
		□ 意識レベル低下の原因となる頻度の高い疾患を3つ挙げられる	フィジ P140-143		◇

Ⅱ-6 意識・精神状態

大項目	中項目	小項目	リンク・備考	回答	レベル
	□Ⅱ-6.3.2 意識障害と離床の関係について理解している	□ 意識障害と離床の関係について3つ挙げられる	J-06 フィ理 R-18 脳卒中 R-28 臨床画像 R-31 重症アセ 完全2 P21 P57-60 P145-146		☆
□Ⅱ-6.4 鎮静の基礎知識	□Ⅱ-6.4.1 鎮静と離床の関係について理解している	□ 鎮静と離床の関係について、離床・鎮静・せん妄の関連図から説明できる	R-04 人工理論 R-23 薬剤 R-31 重症アセ 完全2 P58-60		☆
	□Ⅱ-6.4.2 鎮静の功罪について理解している	□ 鎮静の目的について説明できる	R-04 人工理論 R-23 薬剤 R-31 重症アセ 完全2 P58-60 P145		○
		□ 過鎮静の欠点について説明できる	完全2 P59 P145-146		○
	□Ⅱ-6.4.3 鎮静薬の種類と特徴について理解している	□ ミタゾラムの特徴について説明できる	R-04 人工理論 R-23 薬剤 R-31 重症アセ 完全2 P145-146		◇
		□ プロポフォールの特徴について説明できる	完全2 P145-146		◇
		□ デクスメデトミジンの特徴について説明できる	完全2 P145-146		◇
	□Ⅱ-6.4.4 鎮静状態を評価するスケールについて理解している	□ 鎮静状態を評価するスケールを3つ挙げられる	R-04 人工理論 R-23 薬剤 R-31 重症アセ 完全2 P59		◇
□Ⅱ-6.5 せん妄	□Ⅱ-6.5.1 せん妄の原因について理解している	□ せん妄の原因について説明できる	R-31 重症アセ 完全2 P23 P44 P60-61		○
	□Ⅱ-6.5.2 せん妄の型（タイプ）について理解している	□ せん妄の2つの型（タイプ）について説明できる	R-31 重症アセ 完全2 P60		○
	□Ⅱ-6.5.3 せん妄の症状について理解している	□ せん妄の症状について3つ挙げられる	R-31 重症アセ 完全2 P23 P60-61		◇
		□ せん妄による弊害について3つ挙げられる	完全2 P23 P60		◇

大項目	中項目	小項目	リンク・備考	回答	レベル
	□Ⅱ-6.5.4 せん妄と不穏の違いについて理解している	□ せん妄と不穏の違いについて説明できる	R-31 重症アセ 完全2 P23		◇
	□Ⅱ-6.5.5 せん妄を起こしやすい薬剤について理解している	□ せん妄を起こしやすい薬剤を4つ挙げられる	R-31 重症アセ 完全2 P61		◇
	□Ⅱ-6.5.6 せん妄時の治療と対処について理解している	□ せん妄時のアセスメント方法について説明できる	R-31 重症アセ 完全2 P61		◇
		□ せん妄に対しての対処方法を5つ挙げられる	完全2 P23 P60-62		☆
		□ 具体的な鎮静管理についてRASSを用いて説明できる	完全2 P59		☆
	□Ⅱ-6.5.7 せん妄を評価するスケールについて理解している	□ せん妄を評価するスケールを2つ挙げられる	R-31 重症アセ 完全2 P61		◇
	□ せん妄と離床の関係について理解している	□ せん妄と離床の関係について説明できる	R-31 重症アセ 完全2 P21 P60-62		☆
□Ⅱ-6.6 認知症	□Ⅱ-6.6.1 認知症の症状について理解している	□ 認知症の症状について説明できる	J-10 フレイル	○	
		□ 認知症の型を3つ挙げられる		○	
	□Ⅱ-6.6.2 認知症を評価するスケールについて理解している	□ 認知症を評価するスケールを3つ挙げられる	J-10 フレイル		◇
	□Ⅱ-6.6.3 認知症の治療と対処について理解している	□ 認知症の治療と対処について説明できる	J-10 フレイル		◇
		□ 認知症に用いられる薬剤について説明できる			◇
		□ 身体拘束の欠点について説明できる	A-07 抑制 フィジ P214-215		☆
	□Ⅱ-6.6.4 認知症と離床について理解している	□ 認知症患者における離床の留意点について説明できる	J-10 フレイル		☆

Ⅱ-6 意識・精神状態

大項目	中項目	小項目	確認印
／6	／23	／40	

中項目の点数はP102に転記して下さい

Ⅱ 離床を行う上での基礎知識

Ⅱ-7. モチベーション

大項目	中項目	小項目	リンク・備考	回答	レベル
□Ⅱ-7.1 モチベーション基礎知識	□Ⅱ-7.1.1 モチベーション低下の原因について理解している	□モチベーション低下を呈する病態を2つ挙げられる	K-04 ベーシ R-29 血デ R-35 急性期2 J-06 フィ理 完全2 P62		○
		□モチベーション低下に関与する因子を2つ挙げられる	完全2 P62 P142		○
		□モチベーション低下の患者に対し、向上因子を考えることができる	完全2 P62		◇
	□Ⅱ-7.1.2 モチベーション低下を評価する方法について理解している	□モチベーション低下を評価する方法について説明できる	K-04 ベーシ R-29 血デ R-35 急性期2 J-06 フィ理 完全2 P62 P142		◇
	□Ⅱ-7.1.3 モチベーション低下と離床の関係について理解している	□モチベーション低下と離床の関係について説明できる	K-04 ベーシ R-29 血デ R-35 急性期2 J-06 フィ理 完全2 P62		☆
□Ⅱ-7.2 貧血	□Ⅱ-7.2.1 貧血の原因となる因子について理解している	□貧血と血液検査データの関係について説明できる	R-29 血デ R-34 検査2 R-35 急性期2 完全2 P62 P64 P71 フィジ P16 P147		○
	□Ⅱ-7.2.2 モチベーション低下と血液検査データの関係について理解している	□モチベーション低下と貧血の関係について説明ができる	R-29 血デ R-34 検査2 R-35 急性期2 完全2 P62 P71 フィジ P147		◇
	□Ⅱ-7.2.3 貧血と離床の関係について理解している	□貧血と離床の関係について説明できる	R-29 血デ R-34 検査2 R-35 急性期2 完全2 P62 P71 P126 フィジ P16 P145 P147 P149 P153		☆
□Ⅱ-7.3 低栄養	□Ⅱ-7.3.1 低栄養の原因となる因子について理解している	□低栄養と血液検査データの関係について説明できる	R-29 血デ R-35 急性期2 R-42 栄養 完全2 P62 P72-73		○

大項目	中項目	小項目	リンク・備考	回答	レベル
		□ データ・指数などから、評価項目を3つ以上挙げられる	完全2 P62 P72-73 フィジ P98 P188		◇
	□Ⅱ-7.3.2 モチベーション低下と低栄養の関係について理解している	□ モチベーション低下と、低栄養による血液検査データとの関係について説明できる	R-29 血デ R-35 急性期2 R-42 栄養 完全2 P62 P72-73		◇
	□Ⅱ-7.3.3 低栄養と離床の関係について理解している	□ 低栄養と離床の関係について説明できる	R-29 血デ R-35 急性期2 R-42 栄養 完全2 P62 P72-73 P161 フィジ P188-189		☆
□Ⅱ-7.4 倦怠感	□Ⅱ-7.4.1 倦怠感の原因となる因子について理解している	□ 米国NCCN（National Comprehensive Cancer Network）ガイドラインから倦怠感の因子を4つ以上挙げられる			◇
	□Ⅱ-7.4.2 倦怠感の評価方法について理解している	□ 倦怠感の評価法について説明できる			◇
	□Ⅱ-7.4.3 倦怠感と離床の関係について理解している	□ 倦怠感と離床の関係について説明できる	R-35 急性期2 完全2 P62 P71 P126		☆
□Ⅱ-7.5 疲労感	□Ⅱ-7.5.1 疲労感の原因となる因子について理解している	□ 疲労感の原因となる因子を3つ挙げられる	J-06 フィ理 フィジ P144-148		○
	□Ⅱ-7.5.2 疲労感の評価方法について理解している	□ 疲労感の評価法について説明できる	J-06 フィ理 フィジ P144-148		◇
	□Ⅱ-7.5.3 疲労感と離床の関係について理解している	□ 疲労感と離床の関係について説明できる	J-06 フィ理 完全2 P72-73 フィジ P144-148		☆

Ⅱ-7 モチベーション

大項目	中項目	小項目	確認印
／5	／15	／18	

中項目の点数は P102 に転記して下さい

Ⅱ 離床を行う上での基礎知識

Ⅱ-8. 嚥下機能・栄養状態

大項目	中項目	小項目	リンク・備考	回答	レベル
□Ⅱ-8.1 嚥下機能	□Ⅱ-8.1.1 嚥下機能に関連する解剖について理解している	□軟口蓋の位置について説明できる	R-19 嚥下		○
		□喉頭蓋の位置について説明できる			○
		□食道と気管の位置関係について説明できる			○
	□Ⅱ-8.1.2 摂食・嚥下のメカニズムについて理解している	□摂食・嚥下の5つの期（先行期、準備期、口腔期、咽頭期、食道期）について説明できる	R-19 嚥下		◇
		□誤嚥について説明できる	フィジ P212		◇
		□嚥下時の舌の役割について説明できる	フィジ P117-118 P121-122		☆
		□嚥下時の歯・義歯の役割について説明できる	フィジ P119-120 P212		☆
		□嚥下反射・咳嗽反射に関与する物質について説明できる			☆
		□嚥下と呼吸の関係について説明できる	フィジ P115-116		☆
	□Ⅱ-8.1.3 食事形態・摂取量について理解している	□食事形態について説明できる	R-19 嚥下		○
		□食事摂取量について説明できる	フィジ P212		○
		□食事形態や食事摂取量をアップさせる際の目安について説明できる。	フィジ P212		☆
	□Ⅱ-8.1.4 嚥下機能と姿勢の関係について理解している	□嚥下機能と姿勢の関係について説明できる	R-19 嚥下 フィジ P212-213		◇
		□頸部の可動域制限が嚥下機能に与える影響について説明できる。			◇

大項目	中項目	小項目	確認印
／1	／4	／14	

← 中項目の点数は P102 に転記して下さい

Ⅱ 離床を行う上での基礎知識

Ⅱ-9. 消化器状態

大項目	中項目	小項目	リンク・備考	回答	レベル
□Ⅱ-9.1 消化器の基礎知識	□Ⅱ-9.1.1 消化器の解剖について理解している	□ 消化器の解剖について説明できる	J-07 フィ実 フィジ P112		○
	□Ⅱ-9.1.2 消化器の状態を評価する方法について理解している	□ 問診・病歴収集を行う上での留意点について説明できる	フィジ P104-106		◇
		□ 消化器の状態をフィジカルアセスメントで評価する順番と、その流れについて説明できる	J-07 フィ実 フィジ P104		◇
	□Ⅱ-9.1.3 各消化器官の役割について理解している	□ 各消化器官の役割について説明できる			○
□Ⅱ-9.2 消化器官の評価	□Ⅱ-9.2.1 各消化器官の評価について理解している	□ 各消化器官の代表的な検査を挙げられる			◇
□Ⅱ-9.3 問診・病歴の基礎知識	□Ⅱ-9.3.1 消化器症状の問診と病歴収集について理解している	□ 消化器症状に対する問診ができる	フィジ P104-106		☆
		□ 症状の変動について説明できる	フィジ P105		☆
		□ 便の状態について説明できる	R-18 脳卒中 フィジ P106		☆

大項目	中項目	小項目	確認印
／3	／5	／8	

中項目の点数は P102 に転記して下さい

Ⅱ-10. 画像検査データ

大項目	中項目	小項目	リンク・備考	回答	レベル
□Ⅱ-10.1 検査画像の基礎知識	□Ⅱ-10.1.1 各画像の特徴について理解している	□症状・疾患に対して、適切な検査画像を選択できる	R-03 X－P R-28 臨床画像 R-38 XP・CT 完全2 P131-136		○
		□単純X線の撮影方法P-A方向、A-P方向について説明ができる	脳ガイド PM脳神経 完全2 P131		○
		□単純X線の撮影方法座位・立位について説明ができる			○
		□単純X線による被曝について説明ができる			○
		□単純X線で撮影可能な部位について説明できる			○
		□CTの撮影方法について説明できる	脳ガイド P65		○
		□肺野条件、縦隔条件について説明ができる			○
		□CTの撮影による被曝について説明ができる			○
		□MRIの撮影方法について説明できる	脳ガイド P65-66		○
		□MRIの撮影の禁忌について説明できる	脳ガイド P65		○
		□CTとMRIの違いについて説明できる	脳ガイド P65-66		○
		□超音波により得られる撮影所見について説明できる			○
		□超音波で撮影できない条件について説明できる			○
□Ⅱ-10.2 脳画像	□Ⅱ-10.2.1 CTの特徴について理解している	□頭部CT検査を用いるべき脳疾患について説明できる	R-28 臨床画像 R-38 XP・CT R-40 整形画像 脳ガイド P65		○
		□頭部CT検査による脳疾患画像の特徴について説明できる	脳ガイド P65		○
		□頭部CT検査による急性期脳梗塞画像の特徴について説明できる	脳ガイド P65 P93		○
		□頭部CT検査による出血性病変について説明できる	脳ガイド P65		○
		□急性期脳出血病変の頭部CT撮影時期について説明ができる	脳ガイド P65		○
	□Ⅱ-10.2.2 MRIの特徴について理解している	□頭部MRI検査を用いるべき脳疾患について説明できる	R-28 臨床画像 R-40 整形画像 脳ガイド P65-66		○
		□頭部MRI検査による脳疾患画像の特徴について説明できる	脳ガイド P65-66 P94		○

大項目	中項目	小項目	リンク・備考	回答	レベル
	□Ⅱ-10.2.3 MRIの撮影法による画像の違いについて理解している	□頭部MRIにおける拡散強調画像DWIについて説明ができる	R-28 臨床画像 R-38 XP・CT R-40 整形画像 脳ガイド P66 P94	○	
		□頭部MRIにおけるT1強調画像T2強調画像について説明ができる	脳ガイド P66	○	
		□頭部MRIにおけるFLAIR画像について説明ができる	脳ガイド P66	○	
		□頭部MRAの撮影原理について説明ができる	脳ガイド P87	○	
		□頭部MRAで得られる疾患の特徴について説明できる	脳ガイド P66	○	
	□Ⅱ-10.2.4 脳内出血の脳画像について理解している	□脳内出血のCT画像について説明できる	R-18 脳卒中 R-20 脳検査 R-28 臨床画像 脳ガイド P65	○	
		□脳内出血のMRI画像の撮影方法について説明できる	脳ガイド P65-66	○	
		□脳画像から出血部位について説明できる	脳ガイド P65-66	○	
		□脳画像から離床できない所見について説明できる	脳ガイド P155-156	☆	
	□Ⅱ-10.2.5 脳梗塞の脳画像について理解している	□脳梗塞のCT画像について説明できる	R-18 脳卒中 R-20 脳検査 R-28 臨床画像 脳ガイド P65	○	
		□脳梗塞のMRI画像を撮影方法の特徴を含めて説明できる	脳ガイド P65-66	○	
		□脳画像から病型を予測し説明できる	脳ガイド P65-96	○	
		□脳画像から離床できない所見について説明できる	脳ガイド P155-156	☆	
	□Ⅱ-10.2.6 くも膜下出血の脳画像について理解している	□くも膜下出血のCT画像について説明できる	R-18 脳卒中 R-20 脳検査 R-28 臨床画像	○	
		□くも膜下出血のMRI画像の撮影方法について説明できる		○	
		□脳画像から離床できない所見について説明できる	脳ガイド P155-156	☆	
	□Ⅱ-10.2.7 離床との関連性について理解している	□脳画像をもとに離床の留意点を3つ以上挙げられる	R-18 脳卒中 R-20 脳検査 R-28 臨床画像 脳ガイド P168	☆	

大項目	中項目	小項目	リンク・備考	回答	レベル
□Ⅱ-10.3 胸部画像	□Ⅱ-10.3.1 胸部X-Pの解剖について理解している	□胸部X-Pに写った肺の解剖学的特徴を5つ挙げられる	R-03 X－P R-24 検査 R-28 臨床画像 R-35 急性期 R-38 XP・CT 完全2 P132		◇
	□Ⅱ-10.3.2 左右の見分けができる	□左右の見分け方について説明できる	R-03 X－P R-24 検査 R-28 臨床画像 R-35 急性期 R-38 XP・CT 完全2 P132		◇
	□Ⅱ-10.3.3 透過度による色の違いについて理解している	□透過度による構造物の違いについて説明できる	R-03 X－P R-24 検査 R-28 臨床画像 R-35 急性期 R-38 XP・CT 完全2 P132		◇
	□Ⅱ-10.3.4 画像に映る医療機器について理解している	□画像に写る可能性がある医療機器について説明できる	R-03 X－P R-24 検査 R-28 臨床画像 R-35 急性期 R-38 XP・CT		○
		□各チューブの位置について説明できる	完全2 P135-136		○
	□Ⅱ-10.3.5 CPアングルについて理解している	□CPアングルについて説明できる	R-03 X－P R-24 検査 R-28 臨床画像 R-35 急性期 R-38 XP・CT 完全2 P134-135 検査本 P104		◇
		□CPアングルが鈍角となった場合の病態について説明できる	完全2 P134		○
		□CPアングルが鈍角となった場合の離床時のリスクについて説明できる	完全2 P134		○
		□CPアングルが過度に鋭角となった場合の疾患について説明できる	完全2 P134		○
		□CPアングルが過度に鋭角となった場合の離床時のリスクについて説明できる	完全2 P134		☆
	□Ⅱ-10.3.6 心胸郭比（CTR）について理解している	□心胸郭比（CTR）について説明できる	R-03 X－P R-24 検査 R-28 臨床画像 R-35 急性期 R-38 XP・CT 完全2 P131 P134-135 検査本 P105		◇
		□CTRの数値を姿勢別に説明できる	完全2 P131 P134-135		○

大項目	中項目	小項目	リンク・備考	回答	レベル
		□ CTRの数値が大きい場合の離床のリスクについて説明できる			☆
	□Ⅱ-10.3.7 エアブランコグラムについて理解している	□ エアブランコグラムについて説明できる	R-03 X−P R-24 検査 R-28 臨床画像 R-35 急性期 R-38 XP・CT 完全2 P133 検査本 P107		◇
		□ エアブロンコグラムを示す疾患について説明できる	完全2 P133	○	
		□ エアブロンコグラムを示す際の離床時のリスクについて説明できる			☆
	□Ⅱ-10.3.8 シルエットサインと病変をおこす部位について理解している	□ 無気肺とシルエットサインの関係について説明できる	完全2 P132-133	○	
		□ シルエットサインと病変をおこす部位について説明できる	R-03 X−P R-24 検査 R-28 臨床画像 R-35 急性期 R-38 XP・CT 完全2 P132-133 検査本 P109		◇
	□Ⅱ-10.3.9 胸部X-Pにおける肺炎の特徴について理解している	□ 胸部X-Pにおける肺炎の特徴について説明できる	R-03 X−P R-16 肺炎 R-24 検査 R-28 臨床画像 R-35 急性期 R-38 XP・CT 完全2 P133 検査本 P107 112	○	
	□Ⅱ-10.3.10 胸部X-Pにおける肺水腫の特徴について理解している	□ 胸部X-Pにおける肺水腫の特徴について説明できる		○	
		□ エアブロンコグラムについて説明できる	R-03 X−P R-24 検査 R-28 臨床画像 R-35 急性期 R-38 XP・CT 完全2 P133 検査本 P106 P108	○	
		□ バタフライシャドーについて説明できる	完全2 P135	○	
	□Ⅱ-10.3.11 胸部X-Pにおける気胸の特徴について理解している	□ 胸部X-Pにおける気胸の特徴について説明できる			◇

大項目	中項目	小項目	リンク・備考	回答	レベル
		□ CPアングルが鋭角であることの意味について説明できる	R-03 X−P R-24 検査 R-28 臨床画像 R-35 急性期 R-38 XP・CT 完全2 P134 検査本 P114		◇
		□ 気管偏位について説明できる	完全2 P133		○
	□ Ⅱ-10.3.12 胸部X-Pにおける胸水の特徴について理解している	□ 胸部X-Pにおける胸水の特徴について説明できる			○
		□ CPアングルが鈍角であることの意味について説明できる	R-03 X−P R-24 検査 R-28 臨床画像 R-35 急性期 R-38 XP・CT 完全2 P133-134 検査本 P104		○
		□ シルエットサインについて説明できる	完全2 P132		○
	□ Ⅱ-10.3.13 胸部X-Pにおける心拡大の特徴について理解している	□ 胸部X-Pにおける心拡大の特徴について説明できる	R-03 X−P R-24 検査 R-28 臨床画像 R-35 急性期 R-38 XP・CT 完全2 P134-135 検査本 P105		◇
	□ Ⅱ-10.3.14 胸部X-Pと離床との関連性について理解している	□ 胸部X-P撮影でみられた異常所見と離床の進め方について、ポイントを3つ以上挙げられる	R-03 X−P R-24 検査 R-28 臨床画像 R-35 急性期 R-38 XP・CT 完全2 P131-135		☆
	□ Ⅱ-10.3.15 胸部CT	□ 正常画像における胸部の構造物について説明できる	R-38 XP・CT 完全2 P132		○
		□ 肺野条件の特徴について説明できる			○
		□ 縦隔条件の特徴について説明できる			○
		□ 胸部CTから肺炎の部位について説明できる			○
		□ 胸部CTから無気肺の部位について説明できる			○
		□ 胸部CTから胸水(水成分)の部位について説明できる			☆

大項目	中項目	小項目	リンク・備考	回答	レベル
		□ 胸部CTからエアブロンコグラムの部位について説明できる	完全2 P133		☆
		□ 胸部CTから気胸の部位について説明できる	完全2 P134		☆
□Ⅱ-10.4 腹部画像	□Ⅱ-10.4.1 腹部X-Pの解剖について理解している	□ 腹部X-Pに写った腹部の解剖学的特徴について説明できる	R-28 臨床画像 R-34 検査2	○	
		□ 正常腹部X-Pの読影手順について説明できる		○	
		□ 胃・小腸(ケルクリング)・大腸(ハウストラ)の区別について説明できる		○	
		□ ニボー像について説明できる		○	
	□Ⅱ-10.4.2 正常画像における腹部の構造物について理解している	□ 腹部CTに写った腹部の解剖学的特徴について説明できる	R-28 臨床画像 R-34 検査2	○	
	□Ⅱ-10.4.3 正常腹部CTの読影手順について理解している	□ 正常腹部CTの読影手順について説明できる	R-28 臨床画像 R-34 検査2	○	
	□Ⅱ-10.4.4 フリーエア(遊離ガス像)の読影ができる	□ フリーエアについて説明できる	R-28 臨床画像 R-34 検査2 検査本 P116	○	
□Ⅱ-10.5 運動器画像	□Ⅱ-10.5.1 運動器画像の特徴について理解している	□ 運動器疾患の画像検査を5つ挙げられる	R-28 臨床画像 R-40 整形画像	○	
		□ X-Pに写る、透過性の違いについて説明できる	完全2 P132	○	
		□ 運動器X-Pの解剖について説明できる		○	
		□ X-Pから何が読影できるのか5つ挙げられる	完全2 P132	○	
	□Ⅱ-10.5.2 異常所見の読影ができる	□ 肩関節の異常所見を見る5つのポイントについて説明できる	R-28 臨床画像 R-40 整形画像	○	
		□ 股関節の異常所見を見る5つのポイントについて説明できる		○	
		□ 脊椎の異常所見を見る5つのポイントについて説明できる		○	
		□ 骨粗鬆症の有無について説明できる		○	
	□Ⅱ-10.5.3 離床との関連性について理解している	□ 運動機能に問題があるX-Pと、離床の関係について説明できる	R-28 臨床画像 R-40 整形画像		☆

大項目	中項目	小項目	確認印
／5	／30	／91	

中項目の点数は P102 に転記して下さい

Ⅱ 離床を行う上での基礎知識

Ⅱ-11. 血液検査データ

大項目	中項目	小項目	リンク・備考	回答	レベル
□Ⅱ-11.1 血液検査の基礎知識	□Ⅱ-11.1 離床時に血液検査を確認する必要性について理解している	□血液検査を、離床のリスク管理や効果判定に活かすポイントについて説明できる	R-29 血デ R-35 急性期2 完全2 P64		○
	□Ⅱ-11.1.2 血液検査の種類について理解している	□血算・血漿・血清・血沈の違いについて説明できる	R-29 血デ R-35 急性期2 完全 PM呼吸 完全2 P64		○
□Ⅱ-11.2 貧血	□Ⅱ-11.2.1 貧血について理解している	□貧血に関連するデータを挙げられる	R-29 血デ R-35 急性期2 完全2 P64 P71 検査本 P13		○
	□Ⅱ-11.2.2 貧血の症状について理解している	□貧血の症状について5つ以上挙げられる	R-29 血デ R-35 急性期2 完全2 P62 P71 フィジ P16 P36 P145 P147 検査本 P13		○
	□Ⅱ-11.2.3 貧血時の指標となる血液検査データの種類について理解している	□貧血の指標となる検査項目を3つ以上挙げられる	R-29 血デ R-35 急性期2 完全2 P64 P71 検査本 P12-P14 P16-P18		○
	□Ⅱ-11.2.4 貧血時の指標となる血液検査データの基準値と異常値について理解している	□赤血球の基準値について説明できる	R-29 血デ R-35 急性期2 完全2 P64 検査本 P12-P14 P16-P18		○
		□貧血を示唆する赤血球の異常値について説明できる			○
		□ヘモグロビン値の基準値について説明できる	完全2 P64		○
		□貧血を示唆するヘモグロビン値の異常値について説明できる	完全2 P64 P71		○
		□モチベーションが低下するヘモグロビン値について説明できる	フィジ P147		◇
		□ヘマトクリット値の基準値について説明できる	完全2 P64		◇
		□貧血を示唆するヘマトクリット値の異常値について説明できる	完全2 P71		◇
		□平均赤血球容積（MCV）の基準値について説明できる			☆

| --- | --- | --- | --- | --- | --- |
		□ 貧血を示唆する平均赤血球容積（MCV）の異常値について説明できる			☆
		□ 平均赤血球色素量（MCH）の基準値について説明できる			☆
		□ 貧血を示唆する平均赤血球色素量（MCH）の異常値について説明できる			☆
		□ 平均赤血球色素濃度（MCHC）の基準値について説明できる			☆
		□ 貧血を示唆する平均赤血球色素濃度（MCHC）の異常値について説明できる			☆
	□Ⅱ-11.2.5 貧血と離床の関係について理解している	□ 貧血患者が離床するリスクを3つ以上挙げられる	R-29 血デ R-35 急性期2 完全2 P62 P71 P126 フィジ P16 P36 P145 P147 P149 P153 検査本 P12-P14 P16-P18		☆
		□ 貧血患者の離床の注意点について説明できる	完全2 P62 P71 P126 フィジ P16 P36 P145 P147 P149 P153		☆
□Ⅱ-11.3 炎症反応	□Ⅱ-11.3.1 炎症反応について理解している	□ 炎症に関連するデータを説明できる	R-29 血デ R-35 急性期2 完全2 P65 P70 検査本 P19-P24	○	
	□Ⅱ-11.3.2 炎症反応の代表的な所見について理解している	□ 炎症反応のある患者の症状を4つ以上挙げられる	R-29 血デ R-35 急性期2 完全2 P70	○	
	□Ⅱ-11.3.3 炎症反応の指標となる血液検査データの種類について理解している	□ 炎症の指標となる検査項目を2つ以上挙げられる	R-29 血デ R-35 急性期2 完全2 P65-66 P70 検査本 P15 P19-P24 P36	○	
	□Ⅱ-11.3.4 炎症反応の指標となる血液検査データの基準値と危険値について理解している	□ 白血球の基準値について説明できる	R-29 血デ R-35 急性期2 完全2 P64 検査本 P15 P19-P24 P36	○	
		□ 炎症を示唆する白血球の異常値について説明できる	完全2 P65 P70	○	

大項目	中項目	小項目	リンク・備考	回答	レベル
		□CRPの基準値について説明できる	完全2 P66		○
		□炎症を示唆するCRPの異常値について説明できる	完全2 P64 P70		○
		□好中球の基準値について説明できる			◇
		□炎症を示唆する好中球の異常値について説明できる			◇
		□リンパ球の基準値について説明できる			◇
		□炎症を示唆するリンパ球の異常値について説明できる			◇
	□Ⅱ-11.3.5 炎症と離床の関係について理解している	□炎症が強い患者の離床をすすめる際のポイントを2つ以上挙げられる	R-29 血デ R-35 急性期2 完全2 P70 P105 検査本 P15 P19-P24 P36		☆
□Ⅱ-11.4 出血傾向	□Ⅱ-11.4.1 出血傾向について理解している	□出血傾向に関連するデータを説明できる	R-29 血デ R-35 急性期2 完全2 P65 P71 検査本 P25		○
	□Ⅱ-11.4.2 出血傾向を呈した患者の症状について理解している	□出血傾向を呈した患者の症状を2つ以上挙げられる	R-29 血デ R-35 急性期2 完全2 P71-72 検査本 P25		○
	□Ⅱ-11.4.3 出血傾向の指標となる血液検査データの種類について理解している	□出血傾向の指標となる検査項目を4つ以上挙げられる	R-29 血デ R-35 急性期2 完全2 P65-66 P71-72 検査本 P25 P70-P81		○
	□Ⅱ-11.4.4 出血傾向の指標となる血液検査データの基準値と危険値について理解している	□血小板数の基準値について説明できる	R-29 血デ R-35 急性期2 検査本 P25 P70-P81		◇
		□出血傾向を示唆する血小板数の異常値について説明できる	完全2 P65 P71		◇
		□フィブリンの基準値について説明できる	完全2 P65		◇
		□出血傾向を示唆するフィブリンの異常値について説明できる	完全2 P66 P71		◇
		□プロトロンビン時間の基準値について説明できる	完全2 P65		☆
		□出血傾向を示唆するプロトロンビン時間の異常値について説明できる			☆
		□活性化部分トロンボプラスチン時間（APTT）の基準値について説明できる	完全2 P65		☆
		□出血傾向を示唆する活性化部分トロンボプラスチン時間（APTT)の異常値について説明できる	完全2 P65 P71		☆

大項目	中項目	小項目	リンク・備考	回答	レベル
		□ FDPの基準値について説明できる	完全2 P65		☆
		□ 出血傾向を示唆するFDPの異常値にについて説明できる			☆
	□ II-11.4.5 出血傾向を示す患者と離床の関係について理解している	□ 出血傾向を示す患者の、離床により起こる可能性がある合併症を3つ以上挙げられる	R-29 血デ R-35 急性期2 完全2 P72 検査本 P25 P70-P81		☆
		□ 出血傾向を示す患者における離床の留意点について説明できる	完全2 P72		☆
□ II-11.5 低栄養	□ II-11.5.1 低栄養について理解している	□ 低栄養に関連のあるデータを挙げられる	R-29 血デ R-35 急性期2 R-42 栄養 完全2 P72 検査本 P38-P45	○	
	□ II-11.5.2 低栄養の症状について理解している	□ 低栄養の症状を5つ以上挙げられる	R-29 血デ R-35 急性期2 R-42 栄養 完全2 P72-73 P161 検査本 P38-P45	○	
	□ II-11.5.3 低栄養の指標となる血液検査データの種類について理解している	□ 低栄養の指標となる検査項目を2つ以上挙げられる	R-29 血デ R-35 急性期2 R-42 栄養 完全2 P72 検査本 P38-P45	○	
	□ II-11.5.4 低栄養の指標となる血液検査データの基準値と危険値について理解している	□ 総タンパクの基準値について説明できる	R-29 血デ R-35 急性期2 R-42 栄養 完全2 P67 検査本 P38-P45	○	
		□ 低栄養を示唆する総タンパクの異常値について説明できる	完全2 P72	○	
		□ モチベーションが低下する総タンパク値について説明できる	完全2 P62 P73	◇	
		□ アルブミン値の基準値について説明できる	完全2 P67	○	
		□ 低栄養を示唆するアルブミン値の異常値について説明できる	完全2 P72	○	
		□ モチベーションが低下するアルブミン値について説明できる	完全2 P62	◇	
	□ II-11.5.5 低栄養と離床の関係について理解している	□ 低栄養の患者における離床のリスクについて説明できる	R-29 血デ R-35 急性期2 R-42 栄養 完全2 P72-73 検査本 P38-P45		☆
		□ 低栄養の患者における離床の必要性について説明できる			☆

大項目	中項目	小項目	リンク・備考	回答	レベル
□Ⅱ-11.6 肝機能障害	□Ⅱ-11.6.1 肝機能障害について理解している	□ 肝臓の機能を2つ以上挙げられる	R-29 血デ R-35 急性期2 完全2 P73 検査本 P26-P33 P38-P45 P50	○	
	□Ⅱ-11.6.2 肝機能障害の症状について理解している	□ 肝機能障害の症状を4つ以上挙げられる	R-29 血デ R-35 急性期2 完全2 P73 検査本 P26-P33 P38-P45 P50	○	
	□Ⅱ-11.6.3 肝機能障害の指標となる血液検査データの種類について理解している	□ 肝機能障害の指標となる検査項目を3つ以上挙げられる	R-29 血デ R-35 急性期2 完全2 P73 検査本 P26-P33 P38-P45 P50	○	
	□Ⅱ-11.6.4 肝機能障害の指標となる血液検査データの基準値と危険値について理解している	□ AST(GOT)の基準値について説明できる	R-29 血デ R-35 急性期2 完全2 P67 検査本 P26-P33 P38-P45 P50		◇
		□ 肝機能障害を示唆するAST(GOT)の異常値について説明できる	完全2 P73		◇
		□ ALT(GPT)の基準値について説明できる	完全2 P67		◇
		□ 肝機能障害を示唆するALT(GPT)の異常値について説明できる	完全2 P73		◇
		□ 総ビリルビン（TB）の基準値について説明できる	完全2 P67		☆
		□ 肝機能障害を示唆する総ビリルビン（TB）の異常値について説明できる			☆
		□ 肝機能障害を示唆するヘモグロビン値の異常値について説明できる			☆
		□ LDLコレステロールの基準値について説明できる	完全2 P67		☆
		□ 肝機能障害を示唆するLDLコレステロール異常値について説明できる			☆
	□Ⅱ-11.6.5 肝機能障害と離床の関係について理解している	□ 肝機能障害の患者における離床のリスクについて説明できる	R-29 血デ R-35 急性期2 完全2 P73 検査本 P26-P33 P38-P45 P50		☆
		□ 肝機能障害の患者における離床の注意点について説明できる	R-29 血デ R-35 急性期2 完全2 P73		☆

大項目	中項目	小項目	リンク・備考	回答	レベル
□Ⅱ-11.7 血糖異常	□Ⅱ-11.7.1 血糖異常について 理解している	□ 血糖異常に関連するホルモンについて説明できる	R-29 血デ R-35 急性期2 完全2 P74 検査本 P82-P85		○
	□Ⅱ-11.7.2 血糖異常時の症状 について理解して いる	□ 血糖異常時の症状を3つ以上挙げられる	R-29 血デ R-35 急性期2 完全2 P74 フィジ P185- 187 検査本 P82-P85		○
	□Ⅱ-11.7.3 血糖異常の指標と なる血液検査デー タの種類について 理解している	□ 血糖異常の指標となる検査項目を2つ以上挙げ られる	R-29 血デ R-35 急性期2 完全2 P74 検査本 P82-P85		○
	□Ⅱ-11.7.4 血糖異常の指標と なる血液検査データ の基準値と危険 値について理解し ている	□ 空腹時血糖の基準値について説明できる	R-29 血デ R-35 急性期2 検査本 P82-P85		◇
		□ 糖尿病を示唆する空腹時血糖の異常値について 説明できる	完全2 P74		◇
		□ HbA1Cの基準値について説明できる	完全2 P67		◇
		□ 糖尿病を示唆するHbA1Cの異常値について説 明できる	完全2 P74		◇
	□Ⅱ-11.7.5 血糖異常と離床の 関係について理解 している	□ 糖尿病患者における離床のリスクについて説明 できる	R-29 血デ R-35 急性期2 完全2 P74 フィジ P185- 187 検査本 P82-P85		☆
		□ 糖尿病患者における離床の注意点について説明 できる	完全2 P74 フィジ P185- 187		☆
		□ インスリン療法中の患者における適切な離床時 間について説明できる			☆
□Ⅱ-11.8 腎機能障害	□Ⅱ-11.8.1 腎機能障害につい て理解している	□ 腎臓の機能を3つ以上挙げられる	R-29 血デ R-35 急性期2 完全2 P74 検査本 P51-P58 P60 P61 P90-P94		○
	□Ⅱ-11.8.2 腎機能障害の症状 について理解して いる	□ 腎機能障害の症状を3つ以上挙げられる	R-29 血デ R-35 急性期2 完全2 P74-75 検査本 P51-P58 P60 P61 P90-P94		○

大項目	中項目	小項目	リンク・備考	回答	レベル
	□Ⅱ-11.8.3 腎機能障害の指標 となる血液検査 データの種類につ いて理解している	□ 腎機能の指標となる検査項目を4つ以上挙げられる	R-29 血デ R-35 急性期2 完全2 P74-75 検査本 P51-P58 P60 P61 P90-P94		○
	□Ⅱ-11.8.4 腎機能障害の指標 となる血液検査 データの基準値と 危険値について理 解している	□ 尿素窒素（BUN）の基準値について説明できる	R-29 血デ R-35 急性期2 完全2 P67 検査本 P51-P58 P60 P61 P90-P94		◇
		□ 尿素窒素（BUN）の異常値の時に疑う病態について説明できる	完全2 P75		◇
		□ クレアチニンの基準値について説明できる	完全2 P67		◇
		□ クレアチニンの異常値の時に疑う病態について説明できる	完全2 P75		◇
		□ BUN／クレアチニン比の基準値について説明できる			◇
		□ BUN／クレアチニン比の異常値の時に疑う病態について説明できる			◇
	□Ⅱ-11.8.5 腎機能障害と離床 の関係について理 解している	□ 腎機能障害のある患者における離床のポイントを3つ以上挙げられる	R-29 血デ R-35 急性期2 完全2 P75 検査本 P51-P58 P60 P61 P90-P94		☆
□Ⅱ-11.9 電解質異常	□Ⅱ-11.9.1 電解質異常につい て理解している	□ 電解質に関連する検査項目を5つ以上挙げられる	R-29 血デ R-35 急性期2 検査本 P63-P69		○
	□Ⅱ-11.9.2 電解質異常の症状 について理解して いる	□ 電解質異常を呈する患者の症状を5つ以上挙げられる	R-29 血デ R-35 急性期2 完全2 P69-70 P75 検査本 P63-P69		○
	□Ⅱ-11.9.3 電解質異常の指標 となる血液検査 データの基準値に ついて理解してい る	□ ナトリウム（Na)の基準値について説明できる	R-29 血デ R-35 急性期2 完全2 P67 検査本 P63-P69		◇
		□ 低ナトリウム血症の症状を2つ以上挙げられる	完全2 P69		◇
		□ 高ナトリウム血症の症状を2つ以上挙げられる	完全2 P69		◇
		□ クロール（Cl）の基準値について説明できる	完全2 P67		◇
		□ カリウム（K）の基準値について説明できる	完全2 P67		◇
		□ 低カリウム血症の症状を2つ以上挙げられる	完全2 P69		◇
		□ 高カリウム血症の症状を2つ以上挙げられる	完全2 P69		◇
		□ カルシウム（Ca）の基準値について説明できる	完全2 P67		◇

大項目	中項目	小項目	リンク・備考	回答	レベル
		□ 低カルシウム血症の症状を2つ以上挙げられる	完全2 P69		◇
		□ 高カルシウム血症の症状を2つ以上挙げられる	完全2 P69		◇
		□ マグネシウム（Mg)の基準値について説明できる	完全2 P67		☆
		□ マグネシウム低下時の症状を2つ以上挙げられる	完全2 P70		☆
	□ Ⅱ-11.9.4 電解質異常と離床の関係について理解している	□ 電解質異常を呈する患者における離床のリスクと、離床前に必要な準備について説明できる	R-29 血デ R-35 急性期2 完全2 P75 検査本 P63-P69		☆
		□ 電解質異常を呈する患者における離床時の観察ポイントについて説明できる	完全2 P75		☆

大項目	中項目	小項目	確認印
／9	／41	／108	

Ⅱ-11 血液検査データ

中項目の点数は P102 に転記して下さい

Ⅱ 離床を行う上での基礎知識

Ⅱ-12. 血液ガスデータ

大項目	中項目	小項目	リンク・備考	回答	レベル
□Ⅱ-12.1 血液ガスの基礎知識	□Ⅱ-12.1.1 採血方法について理解している	□Aラインによる動脈血採血について説明できる	R-24 検査 R-07 呼吸アセ R-35 急性期2		○
		□動脈穿刺による採血について説明できる			○
		□動脈穿刺後の離床のリスクについて説明できる			☆
	□Ⅱ-12.1.2 血液ガスの各検査値について理解している	□酸塩基平衡（pH）について説明できる	R-24 検査 R-07 呼吸アセ R-35 急性期2 完全2 P127 検査本 P118-127		◇
		□動脈血酸素分圧（PaO2）について説明できる	完全2 P126		◇
		□動脈血二酸化炭素分圧（PaCO2）について説明できる	完全2 P126-127		◇
		□重炭酸イオン（HCO3-）について説明できる	完全2 P127		◇
		□過剰塩基（BE）について説明できる			○
		□アニオンギャップ（AG）について説明できる			○
	□Ⅱ-12.1.3 血液ガスの各検査値の基準値について理解している	□酸塩基平衡（pH）の基準値について説明できる	R-24 検査 R-07 呼吸アセ R-35 急性期2 完全2 P125 P127 検査本 P118-127		◇
		□動脈血酸素分圧（PaO2）の基準値について説明できる	完全2 P125		◇
		□動脈血二酸化炭素分圧（PaCO2）の基準値について説明できる	完全2 P125		◇
		□重炭酸イオン（HCO3-）の基準値について説明できる	完全2 P125		◇
		□過剰塩基（BE）の基準値について説明できる			○
		□アニオンギャップ（AG）の基準値について説明できる			○
	□Ⅱ-12.1.5 酸素解離曲線について理解している	□SpO2とPaCO2の関係について説明できる	R-24 検査 R-07 呼吸アセ R-35 急性期2 完全2 P126		◇
		□酸素解離曲線から、呼吸不全を疑うSpO2値について説明できる	完全2 P126		◇

大項目	中項目	小項目	リンク・備考	回答	レベル
	□Ⅱ-12.1.6 PaCO2が変化する原因について理解している	□PaCO2が上昇する要因について説明できる	R-24 検査 R-07 呼吸アセ R-35 急性期2 検査本 P123 完全2 P126-127		◇
		□PaCO2が下降する要因について説明できる	完全2 P126-127		◇
	□Ⅱ-12.1.7 呼吸抑制がかかる病態について理解している	□呼吸抑制がかかる原因を2つ以上挙げられる	R-24 検査 R-07 呼吸アセ R-35 急性期2 検査本 P118-127		◇
	□Ⅱ-12.1.8 呼吸促進がかかる状態について理解している	□呼吸促進がかかる原因を2つ以上挙げられる	R-24 検査 R-07 呼吸アセ R-35 急性期2		◇
□Ⅱ-12.2 P/F比	□Ⅱ-12.2.1 P/F比について理解している	□P/F比の利点について説明できる	R-24 検査 R-07 呼吸アセ R-35 急性期2 完全2 P125-126 検査本 P120		◇
	□Ⅱ-12.2.2 P/F比の基準値について理解している	□P/F比の基準値について説明できる	R-24 検査 R-07 呼吸アセ R-35 急性期2 完全2 P125 検査本 P120		◇
	□Ⅱ-12.2.3 P/F比の異常値について理解している	□P/F比の異常値について説明できる	R-24 検査 R-07 呼吸アセ R-35 急性期2 完全2 P125 検査本 P120		◇
	□Ⅱ-12.2.4 P/F比を求めることができる	□P/F比の計算方法について説明できる	R-24 検査 R-07 呼吸アセ R-35 急性期2 完全2 P125 検査本 P120		◇
	□Ⅱ-12.2.5 P/F比と離床の関連について理解している	□P/F比が異常値の場合における離床の判断について説明できる	R-24 検査 R-07 呼吸アセ R-35 急性期2 完全2 P125		☆

大項目	中項目	小項目	リンク・備考	回答	レベル
□Ⅱ-12.3 酸・塩基平衡	□Ⅱ-12.3.1 酸・塩基平衡の調節器官について理解している	□ PaCO2の調節器官について説明できる	R-24 検査 R-07 呼吸アセ R-35 急性期2 完全2 P126-127 検査本 P122		○
		□ HCO3-の調節器官について説明できる	完全2 P127		○
	□Ⅱ-12.3.2 アシドーシスについて理解している	□ PaCO2の変化によりアシドーシスになる機序について説明できる（呼吸性アシドーシス）	R-24 検査 R-07 呼吸アセ R-35 急性期2 完全2 P126-127 P129 検査本 P122		○
		□ HCO3-の変化によりアシドーシスになる機序について説明できる（代謝性アシドーシス）	完全2 P127 P130		○
	□Ⅱ-12.3.3 アルカローシスについて理解している	□ PaCO2の変化によりアルカローシスになる機序について説明できる（呼吸性アルカローシス）	R-24 検査 R-07 呼吸アセ R-35 急性期2 完全2 P127 P130 検査本 P122		○
		□ HCO3-の変化によりアルカローシスになる機序について説明できる（代謝性アルカローシス）	完全2 P127 P130		○
	□Ⅱ-12.3.4 pHの変化と酸・塩基平衡の関係について理解している	□ PHの値が示す意味について説明できる	R-24 検査 R-07 呼吸アセ R-35 急性期2 完全2 P127 検査本 P122		○
	□Ⅱ-12.3.5 代償反応について理解している	□ 代償反応について説明できる	R-24 検査 R-07 呼吸アセ R-35 急性期2 完全2 P128-129 検査本 P122		○
		□ 代償反応の原則について説明できる	完全2 P128-129		○
	□Ⅱ-12.3.6 HCO3-とPaCO2の値と酸塩基平衡の関係について理解している	□ HCO3-とPaCO2の値から一次性変化がどちらかを説明できる	R-24 検査 R-07 呼吸アセ R-35 急性期2 完全2 P128-129		○
		□ HCO3-とPaCO2の値から代償反応について説明できる	完全2 P128-129		○
	□Ⅱ-12.3.7 アニオンギャップについて理解している	□ アニオンギャップが上昇している場合の解釈について説明できる	R-24 検査 R-07 呼吸アセ R-35 急性期2 検査本 P125 P126		○

大項目	中項目	小項目	リンク・備考	回答	レベル
		□ 酸・塩基平衡の異常と離床の関連について説明できる			☆
		□ アシドーシスの原因別に離床の留意点について説明できる			☆
		□ アルカローシスの原因別に離床の留意点について説明できる			☆

大項目	中項目	小項目	確認印
／3	／19	／41	

中項目の点
数は P102
に転記して
下さい

Ⅱ-12 血液ガスデータ

Ⅱ 離床を行う上での基礎知識

Ⅱ-13. 肺機能検査

大項目	中項目	小項目	リンク・備考	回答	レベル
□Ⅱ-13.1 肺機能検査	□Ⅱ-13.1.1 肺機能検査について理解している	□ 肺機能検査でわかることについて説明できる	R-33 マンガ呼		◇
		□ 肺機能検査で使用する機器について説明できる			◇
	□Ⅱ-13.1.2 肺機能検査に関連するパラメータについて理解している	□ 全肺気量(TLC)の基準値について説明できる	R-33 マンガ呼 検査本 P144-P148		◇
		□ 肺活量(VC)の基準値について説明できる			◇
		□ 最大吸気量(IC)の基準値について説明できる			◇
		□ 機能的残気量(FRC)の基準値について説明ができる			◇
		□ 予備吸気量(IRV)の基準値について説明できる			◇
		□ 予備呼気量(ERV)の基準値について説明できる			◇
		□ 残気量(RV)の基準値について説明できる			◇
		□ 一回換気量(TV)の基準値について説明できる			◇
	□Ⅱ-13.1.3 閉塞性換気障害について理解している	□ 閉塞性換気障害について説明できる	R-33 マンガ呼 検査本 P144-P150		○
	□Ⅱ-13.1.4 拘束性換気障害について理解している	□ 拘束性換気障害について説明できる	R-33 マンガ呼 検査本 P144-P150		○
	□Ⅱ-13.1.5 混合性換気障害について理解している	□ 混合性換気障害について説明できる	検査本 P145		○
	□Ⅱ-13.1.6 各換気障害を呈する疾患について理解している	□ 閉塞性換気障害を呈する疾患を2つ挙げられる	R-33 マンガ呼 検査本 P144-P150		○
		□ 拘束性換気障害を呈する疾患を2つ挙げられる			○
		□ 混合性換気障害を呈する疾患を2つ挙げられる			○
	□Ⅱ-13.1.7 フローボリューム曲線について理解している	□ フローボリューム曲線について説明できる	R-33 マンガ呼		☆
		□ フローボリューム曲線の閉塞性換気障害パターンについて説明できる			☆
		□ フローボリューム曲線の拘束性換気障害パターンについて説明できる			☆
		□ フローボリューム曲線の上気道閉塞パターンについて説明できる			☆

大項目	中項目	小項目	リンク・備考	回答	レベル
	□Ⅱ-13.1.8 姿勢の変化による パラメータの変化 について理解して いる	□ 姿勢の変化によるTLC,FRC,RVの変化につい て説明できる	R-33 マンガ呼		◇
		□ 離床によるFRCの変化とメリットを説明でき る			☆

大項目	中項目	小項目	確認印
／1	／8	／22	

← 中項目の点
数は P102
に転記して
下さい

Ⅱ-13 肺機能検査

Ⅱ 離床を行う上での基礎知識

Ⅱ-14. 心機能検査

大項目	中項目	小項目	リンク・備考	回答	レベル
□Ⅱ-14.1 心電図	□Ⅱ-14.1.1 心電図検査の目的について理解している	□心電図検査の目的について説明できる	R-11 心電図 R-24 検査 R-39 アド心電 完全2 P97		○
	□Ⅱ-14.1.2 記録用紙について理解している	□記録用紙のコマ数と時間の関係について説明できる	R-11 心電図 R-39 アド心電		○
		□記録用紙のコマ数と電位の関係について説明できる			○
	□Ⅱ-14.1.3 刺激伝導系について理解している	□刺激伝導系に関連する部位を6つ挙げられる	R-11 心電図 R-39 アド心電 R-24 検査 完全2 P97		○
		□洞結節の役割について説明できる	完全2 P97-98		○
		□洞結節の自動能（心拍数）について説明できる	完全 P98		○
		□房室結節の役割について説明できる	完全2 P97-98		○
		□房室結節の自動能（心拍数）について説明できる			○
		□心室の刺激伝導の特徴について説明できる	完全2 P97		○
		□心室の自動能（心拍数）について説明できる			○
	□Ⅱ-14.1.4 電極の接続位置と誘導法について理解している	□単極胸部誘導について説明できる	R-11 心電図 R-39 アド心電		◇
		□四肢誘導について説明できる			◇
		□単極胸部誘導の電極貼付位置について説明できる			◇
		□四肢誘導の電極接続位置について説明できる			◇
		□モニター心電図の電極装着位置について説明できる			◇
	□Ⅱ-14.1.5 各誘導法の特徴について理解している	□12誘導心電図の目的について説明できる	R-11 心電図 R-39 アド心電		◇
		□Ⅱ誘導がよく用いられる理由について説明できる			◇
		□aVRが陰性波である理由について説明できる			◇
	□Ⅱ-14.1.6 アーチファクトの原因について理解している	□よくあるアーチファクト出現のパターンを3つ挙げられる	R-11 心電図		◇
		□体動によるアーチファクトが出た際の対応について説明できる			◇
		□不随意運動によるアーチファクトが出た際の対応について説明できる			◇

大項目	中項目	小項目	リンク・備考	回答	レベル
□Ⅱ-14.2 正常波形の基礎知識	□Ⅱ-14.2.1 正常波形について理解している	□ 正常波形の構成要素について説明できる	R-11 心電図 R-39 アド心電 R-24 検査 完全2 P97	○	
	□Ⅱ-14.2.2 正常な刺激伝導系・心臓の動き・波形3者の関連について理解している	□ P波が出現したときの刺激伝導系の働きと心臓の動きについて説明できる	R-11 心電図 R-39 アド心電 R-24 検査 完全2 P97	○	
		□ QRS波が出現したときの刺激伝導系の働きと心臓の動きについて説明できる		○	
		□ T波が出現したときの刺激伝導系の働きと心臓の動きについて説明できる		○	
	□Ⅱ-14.2.3 正常な基本波形について理解している	□ P波の正常幅について説明できる	R-11 心電図 R-39 アド心電 R-24 検査 完全2 P97	◇	
		□ P波の正常な高さについて説明できる		◇	
		□ QRS波の正常幅について説明できる		◇	
		□ QRS波の正常な高さについて説明できる		◇	
		□ T波の正常幅について説明できる		◇	
		□ T波の正常な高さについて説明できる		◇	
		□ PQ時間の正常値について説明できる		◇	
		□ QT時間の正常値について説明できる		◇	
	□Ⅱ-14.2.4 心電図判読の手順について理解している	□ QRSの有無を確認できる	R-11 心電図 R-39 アド心電 R-24 検査 完全2 P97-98	○	
		□ RR間隔が規則的か不規則か確認できる		○	
		□ QRS幅が狭いか広いか確認できる		○	
		□ P波の有無について確認できる		○	
		□ PQ時間が長いか短いか確認できる		☆	
		□ QT時間が長いか短いか確認できる		☆	
□Ⅱ-14.3 不整脈の基礎知識	□Ⅱ-14.3.1 不整脈の種類について理解している	□ 心房が原因で起こる不整脈を3つ以上挙げられる	R-11 心電図 R-39 アド心電 R-24 検査 完全2 P98-100	◇	
		□ 心室が原因で起こる不整脈を3つ以上挙げられる		◇	
		□ 房室結節が原因で起こる不整脈を3つ以上挙げられる		◇	
		□ 頻脈性の不整脈を3つ以上挙げられる		◇	
		□ 徐脈性の不整脈を3つ以上挙げられる		◇	

大項目	中項目	小項目	リンク・備考	回答	レベル
	□Ⅱ-14.3.2 異常波形が出現する原因について理解している	□ 異所性興奮について説明できる	R-11 心電図 R-39 アド心電 R-24 検査 完全2 P100		○
		□ 幅の広いQRS波の病態ついて説明できる			○
	□Ⅱ-14.3.3 心房細動の特徴について理解している	□ 心房細動の病態について説明できる	R-11 心電図 R-39 アド心電 R-24 検査 R-08 循環基礎 R-09 循環臨床 R-14 心外 完全2 P98-99		○
		□ 心房細動のときのP波の変化について説明できる			◇
		□ 心房細動のときのQRS波の変化について説明できる			◇
		□ 心房細動のときの基線の変化について説明できる			◇
		□ 心房細動のときのRR間隔の変化について説明できる			◇
		□ 心房細動のときの離床のリスクについて2つ以上挙げられる			☆
	□Ⅱ-14.3.4 発作性心房細動の特徴について理解している	□ 発作性心房細動の病態について説明できる	R-11 心電図 R-39 アド心電 完全2 P99-100		○
		□ 発作性心房細動のときのP波の変化について説明できる			◇
		□ 発作性心房細動のときのQRS波の変化について説明できる			◇
		□ 発作性心房細動のときの基線の変化について説明できる			◇
		□ 発作性心房細動のときのRR間隔の変化について説明できる			◇
		□ 発作性心房細動のときの離床のリスクについて説明できる			☆
	□Ⅱ-14.3.5 心房粗動の特徴について理解している	□ 心房粗動の病態について説明できる	R-11 心電図 R-39 アド心電 完全2 P99		○
		□ 心房粗動のときのP波の変化について説明できる			◇
		□ 心房粗動のときのQRS波の変化について説明できる			◇
		□ 心房粗動のときの基線の変化について説明できる			◇
		□ 心房粗動のときのRR間隔の変化について説明できる			◇
		□ 心房粗動のときの離床のリスクについて説明できる			☆

大項目	中項目	小項目	リンク・備考	回答	レベル
	□Ⅱ-14.3.6 心房性期外収縮の特徴について理解している	□ 心房性期外収縮の病態について説明できる	R-11 心電図 R-39 アド心電 R-24 検査 R-08 循環基礎 R-09 循環臨床 R-14 心外 完全2 P99	○	
		□ 心房性期外収縮のときのP波の変化について説明できる			◇
		□ 心房性期外収縮のときのQRS波の変化について説明できる			◇
		□ 心房性期外収縮のときのRR間隔の変化について説明できる			◇
		□ 心房性期外収縮のときの離床のリスクについて説明できる			☆
	□Ⅱ-14.3.7 発作性上室頻拍の特徴について理解している	□ 発作性上室頻拍の病態について説明できる	R-11 心電図 R-39 アド心電 完全2 P99-100	○	
		□ 発作性上室頻拍のときのP波の変化について説明できる			◇
		□ 発作性上室頻拍のときのQRS波の変化について説明できる			◇
		□ 発作性上室頻拍のときのRR間隔の変化について説明できる			◇
		□ 発作性上室頻拍のときの離床のリスクについて説明できる			☆
	□Ⅱ-14.3.8 Ⅰ度房室ブロックの特徴について理解している	□ Ⅰ度房室ブロックの病態について説明できる	R-11 心電図 R-39 アド心電 完全2 P101	○	
		□ Ⅰ度房室ブロックのときのPQ時間の変化について説明できる			◇
		□ Ⅰ度房室ブロックのときの離床のリスクについて説明できる			☆
	□Ⅱ-14.3.9 Ⅱ度房室ブロック（Wenchebach型）の特徴について理解している	□ Ⅱ度房室ブロック（Wenchebach型）の病態について説明できる	R-11 心電図 R-39 アド心電 完全2 P101-102	○	
		□ Ⅱ度房室ブロック（Wenchebach型）のときのPQ時間の変化について説明できる			◇
		□ Ⅱ度房室ブロック（Wenchebach型）のときのQRS波の変化について説明できる			◇
		□ Ⅱ度房室ブロック（Wenchebach型）のときの離床のリスクについて説明できる			☆

大項目	中項目	小項目	リンク・備考	回答	レベル
	□Ⅱ-14.3.10 Ⅱ度房室ブロック (MobitzⅡ型) の特徴について理解している	□Ⅱ度房室ブロック (MobitzⅡ型) の病態について説明できる	R-11 心電図 R-39 アド心電 完全2 P102	○	
		□Ⅱ度房室ブロック (MobitzⅡ型) のときのPQ時間の変化について説明できる			◇
		□Ⅱ度房室ブロック (MobitzⅡ型) のときのQRS波の変化について説明できる			◇
		□Ⅱ度房室ブロック (MobitzⅡ型) のときの離床のリスクについて説明できる			☆
	□Ⅱ-14.3.11 Ⅲ度房室ブロックの特徴について理解している	□Ⅲ度房室ブロックの病態について説明できる	R-11 心電図 R-39 アド心電 完全2 P102	○	
		□Ⅲ度房室ブロックのときのP波とQRS波の関係について説明できる			◇
		□Ⅲ度房室ブロックのときのQRS波の変化について説明できる			◇
		□Ⅲ度房室ブロックのときの離床のリスクについて説明できる			☆
	□Ⅱ-14.3.12 洞停止の特徴について理解している	□洞停止の病態について説明できる	R-11 心電図 R-39 アド心電	○	
		□洞停止のときのP波の変化について説明できる			◇
		□洞停止により離床を中止すべき場合を2つ以上挙げられる			☆
	□Ⅱ-14.3.13 心室性期外収縮の特徴について理解している	□心室性期外収縮の病態について説明できる	R-11 心電図 R-39 アド心電 R-24 検査 R-08 循環基礎 R-09 循環臨床 R-14 心外 完全2 P100	○	
		□心室性期外収縮のときのP波の変化について説明できる			◇
		□心室性期外収縮のときのQRS波の変化について説明できる			◇
		□心室性期外収縮のときのRR間隔の変化について説明できる			◇
		□Lown分類について説明できる			◇
		□心室性期外収縮の出現頻度をもとに離床のリスクについて説明できる			☆
		□心室性期外収縮の出現するタイミングをもとに離床のリスクについて説明できる			☆

大項目	中項目	小項目	リンク・備考	回答	レベル
	□Ⅱ-14.3.14 心室頻拍の特徴について理解している	□心室頻拍の病態について説明できる	R-11 心電図 R-39 アド心電 R-24 検査 R-08 循環基礎 R-09 循環臨床 R-14 心外 完全2 P100-101	○	
		□心室頻拍のときのP波の変化について説明できる			◇
		□心室頻拍のときのQRS波の変化について説明できる			◇
		□心室頻拍のときのRR間隔の変化について説明できる			◇
		□心室頻拍のときの離床のリスクについて説明できる			☆
	□Ⅱ-14.3.15 心室細動の特徴について理解している	□心室細動の病態について説明できる	R-11 心電図 R-39 アド心電 R-24 検査 R-08 循環基礎 R-09 循環臨床 R-14 心外	○	
		□心室頻拍のときの波形の変化について説明できる			◇
		□心室細動のときの離床のリスクについて説明できる			☆
□Ⅱ-14.4 ホルター心電図	□Ⅱ-14.4.1 ホルター心電図検査の目的（しくみ）について理解している	□ホルター心電図と12誘導心電図検査の違いについて説明できる	R-08 循環基礎 R-09 循環臨床	○	
	□Ⅱ-14.4.2 検査結果について理解している	□1日トータルの心拍数の確認ができる	R-08 循環基礎 R-09 循環臨床	○	
		□最低値・平均値・最高値の確認ができる			◇
		□上室性・心室性不整脈の出現回数の確認ができる			◇
		□特徴的不整脈（心房細動／心房粗動）の出現率（％）を確認できる			◇
		□RR間隔の延長について確認できる			◇
		□ST変化について確認できる			☆
	□Ⅱ-14.4.3 ホルター心電図と離床について理解している	□ホルター心電図の結果から離床前に確認すべきポイントを2つ以上挙げられる	R-08 循環基礎 R-09 循環臨床		☆
□Ⅱ-14.5 心臓超音波検査（心エコー検査）	□Ⅱ-14.5.1 モードについて理解している	□Bモード（断層法）について説明できる	R-28 臨床画像 R-34 検査2 完全2 P90		◇
		□Mモードについて説明できる			◇
		□ドプラ法について説明できる	完全2 P91-92		◇

大項目	中項目	小項目	リンク・備考	回答	レベル
	□Ⅱ-14.5.2 Mモードについて 理解している	□ 大動脈径（AOD）について説明できる	R-08 循環基礎 R-09 循環臨床 R-34 検査2 完全2 P91		◇
		□ 左房径（LAD）について説明できる			◇
		□ 左室拡張期末期径（LVDd）について説明できる			◇
		□ 左室収縮期末期径（LVDs）について説明できる			◇
	□Ⅱ-14.5.3 断面像について理 解している	□ LV：左心室について説明できる	R-08 循環基礎 R-09 循環臨床 R-34 検査2		◇
		□ LA：左心房について説明できる			◇
		□ RV：右心室について説明できる			◇
		□ RA：右心房について説明できる			◇
		□ Ao：大動脈について説明できる			◇
		□ IVS：心室中隔について説明できる	完全2 P91		◇
		□ MV：僧帽弁について説明できる			◇
		□ PM：乳頭筋について説明できる			◇
		□ 心房の大きさを確認できる	完全2 P90-91		○
		□ 心内異物の有無（血栓，疣贅，腫瘍）を確認できる			○
		□ 心嚢液の有無を確認できる			○
		□ 逆流の有無を確認できる			○
		□ 中隔の異常を確認できる			○
		□ 先天性心疾患の有無（心室中隔欠損症など）を確認できる			○
		□ 左室の大きさと動きを確認できる	完全2 P90-91		○
	□Ⅱ-14.5.4 心エコー報告用紙 の読み方について 理解している	□ 左室駆出率（LVEF）について説明できる	R-08 循環基礎 R-09 循環臨床 R-34 検査2 完全2 P91 検査本 P144-P150		☆
		□ MR：僧帽弁閉鎖不全について説明できる			☆
		□ TR：三尖弁閉鎖不全について説明できる			☆
		□ AR：大動脈弁閉鎖不全について説明できる			☆
		□ AS：大動脈弁狭窄について説明できる			☆
		□ PR：肺動脈弁閉鎖不全について説明できる			☆
	□Ⅱ-14.5.6 心エコーと離床に ついて理解してい る	□ 心エコーのレポートから、離床前に確認すべき項目を2つ以上挙げられる	R-08 循環基礎 R-09 循環臨床 R-34 検査2 完全2 P90-92 検査本 P144-P150		☆

大項目	中項目	小項目	リンク・備考	回答	レベル
□Ⅱ-14.6 ペースメーカー	□Ⅱ-14.6.1 ペースメーカーの 基本事項について 理解している	□ＡＡＩモードについて説明できる	R-10 循環50		◇
		□ＶＶＩモードについて説明できる	R-10 循環50		◇
		□ＤＤＤモードについて説明できる	R-10 循環50		◇
		□誤作動(フェラー)について説明できる	R-10 循環50		◇
		□SpikeonTについて説明できる	R-10 循環50		◇
		□誤作動(フェラー)を確認した場合の対応について説明できる	R-10 循環50		◇

大項目	中項目	小項目	確認印
／6	／34	／150	

中項目の点数はP102に転記して下さい ←

Ⅱ-14 心機能検査

Ⅱ　離床を行う上での基礎知識

Ⅱ-15. 投薬情報

大項目	中項目	小項目	リンク・備考	回答	レベル
□Ⅱ-15.1 投薬情報	□Ⅱ-15.1.1 投与経路について 理解している	□ 薬剤の投与経路を2つ以上挙げられる	R-23 薬剤 R-35 急性期2		○
	□Ⅱ-15.1.2 投与経路による薬 効の発現時間につ いて理解している	□ 投与経路による薬効の発現時間について説明で きる（静脈注射、筋肉内注射、直腸内投与、皮 下注射、経口投与）	R-23 薬剤 R-35 急性期2		☆
	□Ⅱ-15.1.3 薬剤の作用につい て理解している	□ 薬剤が代謝される場所について説明できる	R-23 薬剤 R-35 急性期2		○
		□ 最高血中濃度（Cmax）について説明できる			◇
		□ 最高血中濃度到達時間（Tmax）について説明 できる			◇
		□ 半減期について説明できる			◇
	□Ⅱ-15.1.4 γ（ガンマ）計算 について理解して いる	□ 体重を考慮した薬剤量の計算式を用いて、目標 とするγ（ガンマ）数から点滴の流速（ml/h） を求めることができる	R-23 薬剤 R-35 急性期2 完全2 P96		☆
□Ⅱ-15.2 強心薬・心不全 治療薬	□Ⅱ-15.2.1 強心薬・心不全治 療薬について理解 している	□ カテコラミン製剤の作用について説明できる	R-08 循環基礎 R-09 循環臨床 R-23 薬剤 R-35 急性期2 R-47 心不全 完全2 P94-96		○
		□ カテコラミン製剤の副作用について説明できる			○
		□ 心房性ナトリウム利尿ペプチド製剤の作用につ いて説明できる			○
		□ 心房性ナトリウム利尿ペプチド製剤の副作用に ついて説明できる			○
	□Ⅱ-15.2.2 強心薬・心不全治 療薬の適応と禁忌 について理解して いる	□ カテコラミン製剤の適応について説明できる	R-08 循環基礎 R-09 循環臨床 R-23 薬剤 R-35 急性期2 R-47 心不全 完全2 P94-96		◇
		□ カテコラミン製剤の禁忌について説明できる			◇
		□ 心房性ナトリウム利尿ペプチド製剤の適応につ いて説明できる			◇
		□ 心房性ナトリウム利尿ペプチド製剤の禁忌につ いて説明できる			◇
	□Ⅱ-15.2.3 強心薬・心不全治 療薬の代表的な商 品名を挙げられる	□ カテコラミン製剤の代表的な商品名を挙げられ る	R-08 循環基礎 R-09 循環臨床 R-23 薬剤 R-35 急性期2 R-47 心不全 完全2 P94-96		☆

大項目	中項目	小項目	リンク・備考	回答	レベル
		□ 心房性ナトリウム利尿ペプチド製剤の代表的な商品名を挙げられる			☆
	□ Ⅱ-15.2.4 強心薬・心不全治療薬と離床の関係について理解している	□ 強心薬、心不全治療薬が離床に及ぼす影響について説明できる	R-08 循環基礎 R-09 循環臨床 R-23 薬剤 R-35 急性期2 R-47 心不全 完全2 P94-96		☆
		□ 強心薬、心不全治療薬投与時における離床のポイントを2つ以上挙げられる	完全2 P94-96		☆
□ Ⅱ-15.3 降圧薬	□ Ⅱ-15.3.1 降圧薬について理解している	□ 降圧薬の種類を4つ挙げられる	R-08 循環基礎 R-09 循環臨床 R-23 薬剤 R-35 急性期2 R-47 心不全 完全2 P137-138 脳ガイド P143-145	○	
		□ ACE阻害薬の作用について説明できる	完全2 P137 脳ガイド P144		◇
		□ ACE阻害薬の副作用について説明できる	完全2 P137		◇
		□ Ca拮抗薬の作用について説明できる	完全2 P139 脳ガイド P143		◇
		□ Ca拮抗薬の副作用について説明できる	完全2 P139		◇
		□ β遮断薬の作用について説明できる	完全2 P138-139		◇
		□ β遮断薬の副作用について説明できる	完全2 P138-139		◇
	□ Ⅱ-15.3.2 降圧薬の適応と禁忌について理解している	□ ACE阻害薬の適応について説明できる	R-08 循環基礎 R-09 循環臨床 R-23 薬剤 R-35 急性期2 R-47 心不全 完全2 P138 脳ガイド P144		◇
		□ ACE阻害薬の禁忌について説明できる			◇
		□ Ca拮抗薬の適応について説明できる	完全2 P139 脳ガイド P143		◇
		□ Ca拮抗薬の禁忌について説明できる			◇
		□ β遮断薬の適応について説明できる	完全2 P138		◇
		□ β遮断薬の禁忌について説明できる			◇

大項目	中項目	小項目	リンク・備考	回答	レベル
	□Ⅱ-15.3.3 降圧薬の代表的な商品名を挙げられる	□ACE阻害薬の代表的な商品名を2つ以上挙げられる	R-08 循環基礎 R-09 循環臨床 R-23 薬剤 R-35 急性期2 R-47 心不全 完全2 P138		☆
		□Ca拮抗薬の代表的な商品名を2つ以上挙げられる	完全2 P139		☆
		□β遮断薬の代表的な商品名を2つ以上挙げられる	完全2 P138		☆
	□Ⅱ-15.3.4 降圧薬と離床の関係について理解している	□降圧薬が離床に及ぼす影響について説明できる	R-08 循環基礎 R-09 循環臨床 R-23 薬剤 R-35 急性期2 R-47 心不全		☆
		□降圧薬投与時における離床のポイントを3つ以上挙げられる			☆
□Ⅱ-15.4 抗不整脈薬	□Ⅱ-15.4.1 抗不整脈薬について理解している	□Naチャネル遮断薬の作用について説明できる	R-10 循環50 R-23 薬剤 R-47 心不全 完全2 P139	○	
		□Naチャネル遮断薬の副作用について説明できる	完全2 P139	○	
		□Kチャネル遮断薬の作用について説明できる	完全2 P139	○	
		□Kチャネル遮断薬の副作用について説明できる	完全2 P139	○	
		□ウィリアムス分類について説明できる	完全2 P139	○	
	□Ⅱ-15.4.2 抗不整脈薬の適応と禁忌について理解している	□Naチャネル遮断薬の適応について説明できる	R-10 循環50 R-23 薬剤 R-47 心不全 完全2 P139		◇
		□Naチャネル遮断薬の禁忌について説明できる	完全2 P139		◇
		□Kチャネル遮断薬の適応について説明できる	完全2 P139		◇
		□Kチャネル遮断薬の禁忌について説明できる			◇
	□Ⅱ-15.4.3 抗不整脈薬の代表的な商品名を挙げられる	□Naチャネル遮断薬の代表的な商品名を挙げられる	R-10 循環50 R-23 薬剤 R-47 心不全 完全2 P139		☆
		□Kチャネル遮断薬の代表的な商品名を挙げられる	完全2 P139		☆
	□Ⅱ-15.4.4 抗不整脈薬と離床の関係について説明できる	□抗不整脈薬が離床に及ぼす影響について説明できる	R-10 循環50 R-23 薬剤 R-47 心不全		☆
		□抗不整脈投与時における離床のポイントを3つ以上挙げられる	完全2 P139		☆
□Ⅱ-15.5 狭心薬	□Ⅱ-15.5.1 狭心症治療薬について理解している	□狭心症治療薬の作用について説明できる		○	
		□狭心症治療薬の副作用について説明できる		○	

大項目	中項目	小項目	リンク・備考	回答	レベル
	□Ⅱ-15.5.2 狭心症治療薬の適応と禁忌について理解している	□ 狭心症治療薬の適応について説明できる			◇
		□ 狭心症治療薬の禁忌について説明できる			◇
	□Ⅱ-15.5.3 狭心症治療薬の代表的な商品名を挙げられる	□ 狭心症治療薬の代表的な商品名を2つ以上挙げられる			☆
	□Ⅱ-15.5.4 狭心症治療薬と離床の関係について理解している	□ 狭心症治療薬が離床に及ぼす影響について説明できる			☆
		□ 狭心症治療薬投与時における離床のポイントを2つ以上挙げられる			☆
□Ⅱ-15.6 血管拡張薬	□Ⅱ-15.6.1 血管拡張薬について理解している	□ 血管拡張薬の作用について説明できる	R-10 循環50 R-23 薬剤 R-47 心不全 完全2 P137 P148	○	
		□ 血管拡張薬の副作用について説明できる	完全2 P137 P148	○	
	□Ⅱ-15.6.2 血管拡張薬の適応と禁忌について理解している	□ 血管拡張薬の適応について説明できる	R-10 循環50 R-23 薬剤 R-47 心不全 完全2 P137 P148		◇
		□ 血管拡張薬の禁忌について説明できる			◇
	□Ⅱ-15.6.3 血管拡張薬の代表的な商品名を挙げられる	□ 代表的な血管拡張薬の商品名を挙げられる	R-10 循環50 R-23 薬剤 R-47 心不全 完全2 P137 P148		☆
	□Ⅱ-15.6.4 血管拡張薬と離床の関係について理解している	□ 血管拡張薬が離床に及ぼす影響について説明できる	R-10 循環50 R-23 薬剤 R-47 心不全 完全2 P148		☆
		□ 投与時における離床のポイントについて説明できる	完全2 P148		☆
□Ⅱ-15.7 抗血小板・抗凝固薬	□Ⅱ-15.7.1 抗血小板・抗凝固薬について理解している	□ 抗血小板薬の作用について説明できる	R-10 循環50 R-23 薬剤 R-47 心不全 完全2 P147-148 脳ガイド P145-146	○	

大項目	中項目	小項目	リンク・備考	回答	レベル
		□ 抗血小板薬の副作用について説明できる	完全2 P147-148 脳ガイド P145-146		○
		□ 抗凝固薬の作用について説明できる	完全2 P147-148 脳ガイド P145-146		○
		□ 抗凝固薬の副作用について説明できる	完全2 P147-148 脳ガイド P145-146		○
		□ ワルファリンと非ビタミンK拮抗経口抗凝固薬（DOAC）の違いについて説明できる	完全2 P147-148		☆
	□ II-15.7.2 抗血小板・抗凝固薬の適応と禁忌について理解している	□ 抗血小板薬の適応について説明できる	R-10 循環50 R-23 薬剤 R-47 心不全 完全2 P147-148 脳ガイド P145-146		◇
		□ 抗血小板薬の禁忌について説明できる			◇
		□ 抗凝固薬の適応について説明できる	完全2 P147-148 脳ガイド P145-146		◇
		□ 抗凝固薬の禁忌について説明できる			◇
	□ II-15.7.3 抗血小板・抗凝固薬の代表的な商品名を挙げられる	□ 抗血小板薬の代表的な商品名を3つ以上挙げられる	R-10 循環50 R-23 薬剤 R-47 心不全 完全2 P147-148		☆
		□ 抗凝固薬の代表的な商品名を3つ以上挙げられる	完全2 P147-148		☆
	□ II-15.7.4 抗血小板・抗凝固薬と離床の関係について理解している	□ 抗血小板・抗凝固薬が離床に及ぼす影響について説明できる	R-10 循環50 R-23 薬剤 R-47 心不全 完全2 P147-148 脳ガイド P145-146		☆
		□ 抗血小板・抗凝固薬投与時における離床のポイントを3つ以上挙げられる	完全2 P147-148 脳ガイド P145-146		☆
□ II-15.8 利尿薬	□ II-15.8.1 利尿薬について理解している	□ 利尿薬の種類を3つ以上挙げられる	R-10 循環50 R-23 薬剤 R-47 心不全		○
		□ 浸透圧利尿薬の作用について説明できる			◇
		□ 浸透圧利尿薬の副作用について説明できる			◇
		□ ループ利尿薬の作用について説明できる	完全2 P107		○

大項目	中項目	小項目	リンク・備考	回答	レベル
		□ ループ利尿薬の副作用について説明できる	完全2 P137		○
		□ サイアザイド系利尿薬の作用について説明できる	完全2 P147-148 脳ガイド P144		○
		□ サイアザイド系利尿薬の副作用について説明できる	脳ガイド P144		○
		□ K保持性利尿薬の作用について説明できる			◇
		□ K保持性利尿薬の副作用について説明できる			◇
	□ Ⅱ-15.8.2 利尿薬の適応と禁忌について理解している	□ 浸透圧利尿薬の適応について説明できる	R-10 循環50 R-23 薬剤 R-47 心不全		◇
		□ 浸透圧利尿薬の禁忌について説明できる			◇
		□ ループ利尿薬の適応について説明できる	完全2 P137		○
		□ ループ利尿薬の禁忌について説明できる			○
		□ サイアザイド系利尿薬の適応について説明できる	脳ガイド P144		○
		□ サイアザイド系利尿薬の禁忌について説明できる			○
		□ K保持性利尿薬の適応について説明できる			◇
		□ K保持性利尿薬の禁忌について説明できる			◇
	□ Ⅱ-15.8.3 代表的な商品名を挙げられる	□ 浸透圧利尿薬の代表的な商品名を挙げられる	R-10 循環50 R-23 薬剤 R-47 心不全		☆
		□ ループ利尿薬の代表的な商品名を挙げられる	完全2 P137		☆
		□ サイアザイド系利尿薬の代表的な商品名を挙げられる			☆
		□ K保持性利尿薬の代表的な商品名を挙げられる			☆
□ Ⅱ-15.9 睡眠導入薬	□ Ⅱ-15.9.1 睡眠導入薬について理解している	□ 睡眠導入薬の作用について説明できる			○
		□ 睡眠導入薬の副作用について説明できる			○
		□ 作用時間の違いについて説明できる			◇
	□ Ⅱ-15.9.2 睡眠導入薬の適応と禁忌について理解している	□ 睡眠導入薬の適応について説明できる			○
		□ 睡眠導入薬の禁忌について説明できる			○
	□ Ⅱ-15.9.3 睡眠導入薬の代表的な商品名を挙げられる	□ 睡眠導入薬の代表的な商品名を2つ以上挙げられる			☆
	□ Ⅱ-15.9.4 睡眠導入薬と離床の関係について理解している	□ 睡眠導入薬が離床に及ぼす影響について説明できる			☆
		□ 睡眠導入薬投与時における離床のポイントを2つ以上挙げられる.			☆

大項目	中項目	小項目	リンク・備考	回答	レベル
□Ⅱ-15.10 鎮静薬	□Ⅱ-15.10.1 鎮静薬について理解している	□ 鎮静薬の作用について説明できる	R-23 薬剤 R-31 重症アセ 完全2 P145-146		○
		□ 鎮静薬の副作用について説明できる	完全2 P145-146		○
		□ 鎮静薬の使い分けについて説明できる	完全2 P145-146		◇
	□Ⅱ-15.10.2 鎮静薬の適応と禁忌について理解している	□ 鎮静薬の適応について説明できる	R-23 薬剤 R-31 重症アセ 完全2 P145-146		○
		□ 鎮静薬の禁忌について説明できる	完全2 P145-146		○
	□Ⅱ-15.10.3 鎮静薬の代表的な商品名を挙げられる	□ 鎮静薬の代表的な商品名を3つ以上挙げられる	R-23 薬剤 R-31 重症アセ 完全2 P145-146		☆
	□Ⅱ-15.10.4 鎮静薬と離床の関係について理解している	□ 鎮静薬が離床に及ぼす影響について説明できる	R-23 薬剤 R-31 重症アセ 完全2 P145-146		☆
		□ 鎮静薬投与時における離床のポイントを3つ以上挙げられる	完全2 P145-146		☆
□Ⅱ-15.11 筋弛緩薬	□Ⅱ-15.11.1 筋弛緩薬について理解している	□ 筋弛緩薬の作用について説明できる			○
		□ 筋弛緩薬の副作用について説明できる			○
	□Ⅱ-15.11.2 筋弛緩薬の適応と禁忌について理解している	□ 筋弛緩薬の適応について説明できる			◇
		□ 筋弛緩薬の禁忌について説明できる			◇
	□Ⅱ-15.11.3 筋弛緩薬の代表的な商品名を挙げられる	□ 筋弛緩薬の代表的な商品名を3つ以上挙げられる			☆
	□Ⅱ-15.11.4 筋弛緩薬と離床の関係について理解している	□ 筋弛緩薬が離床に及ぼす影響について説明できる			☆
		□ 筋弛緩薬投与時における離床のポイントについて説明できる			☆
□Ⅱ-15.12 抗菌薬	□Ⅱ-15.12.1 抗菌薬について理解している	□ 抗菌薬の作用について説明できる	R-16 肺炎		○
		□ 抗菌薬の副作用について説明できる			○

大項目	中項目	小項目	リンク・備考	回答	レベル
	□Ⅱ-15.12.2 抗菌薬の適応と禁忌について理解している	□ 抗菌薬の適応について説明できる	R-16 肺炎		◇
		□ 抗菌薬の禁忌について説明できる			◇
	□Ⅱ-15.12.3 抗菌薬の代表的な商品名を挙げられる	□ 抗菌薬の代表的な商品名を挙げられる	R-16 肺炎		☆
	□Ⅱ-15.12.4 抗菌薬と離床の関係について理解している	□ 抗菌薬が離床に及ぼす影響について説明できる	R-16 肺炎		☆
		□ 抗菌薬投与時における離床のポイントについて説明できる			☆
□Ⅱ-15.13 抗アレルギー薬	□Ⅱ-15.13.1 抗アレルギー薬について理解している	□ 抗アレルギー薬の作用について説明できる	完全2 P142	○	
		□ 抗アレルギー薬の副作用について説明できる	完全2 P142	○	
	□Ⅱ-15.13.2 抗アレルギー薬の適応と禁忌について理解している	□ 抗アレルギー薬の適応について説明できる	完全2 P142		◇
		□ 抗アレルギー薬の禁忌について説明できる			◇
	□Ⅱ-15.13.3 抗アレルギー薬の代表的な商品名を挙げられる	□ 抗アレルギー薬の代表的な商品名を挙げられる			☆
	□Ⅱ-15.13.4 抗アレルギー薬と離床の関係について理解している	□ 抗アレルギー薬が離床に及ぼす影響について説明できる	完全2 P142		☆
		□ 抗アレルギー薬投与時における離床のポイントを2つ以上挙げられる	完全2 P142		☆
□Ⅱ-15.14 去痰・鎮咳薬	□Ⅱ-15.14.1 去痰・鎮咳薬について理解している	□ 去痰・鎮咳薬の作用について説明できる	完全2 P142	○	
		□ 去痰・鎮咳薬の副作用について説明できる	完全2 P142	○	
	□Ⅱ-15.14.2 去痰・鎮咳薬の適応と禁忌について理解している	□ 去痰・鎮咳薬の適応について説明できる	完全2 P142		◇
		□ 去痰・鎮咳薬の禁忌について説明できる			◇
	□Ⅱ-15.14.3 去痰・鎮咳薬の代表的な商品名を挙げられる	□ 去痰・鎮咳薬の代表的な商品名を挙げられる	完全2 P142		☆
	□Ⅱ-15.14.4 去痰・鎮咳薬と離床の関係について理解している	□ 去痰・鎮咳薬が離床に及ぼす影響について説明できる	完全2 P142		☆

Ⅱ-15 投薬情報

大項目	中項目	小項目	リンク・備考	回答	レベル
		□ 投与時における離床のポイントについて説明できる	完全2 P142		☆
□Ⅱ-15.15 気管支拡張薬	□Ⅱ-15.15.1 気管支拡張薬について理解している	□ 気管支拡張薬の作用について説明できる	R-23 薬剤 完全2 P141		○
		□ 気管支拡張薬の副作用について説明できる	完全2 P141		○
	□Ⅱ-15.15.2 気管支拡張薬の適応と禁忌について理解している	□ 気管支拡張薬の適応について説明できる	R-23 薬剤 完全2 P141		◇
		□ 気管支拡張薬の禁忌について説明できる			◇
	□Ⅱ-15.15.3 気管支拡張薬の代表的な商品名を挙げられる	□ 気管支拡張薬の代表的な商品名を挙げられる	R-23 薬剤 完全2 P141		☆
	□Ⅱ-15.15.4 気管支拡張薬と離床の関係について理解している	□ 気管支拡張薬が離床に及ぼす影響について説明できる	R-23 薬剤 完全2 P141		☆
□Ⅱ-15.16 血糖降下薬・インスリン製剤	□Ⅱ-15.16.1 血糖降下薬・インスリンについて理解している	□ 血糖降下薬・インスリンの作用について説明できる	R-23 薬剤 完全2 P149-150		○
		□ 血糖降下薬・インスリンの副作用について説明できる	完全2 P149-150		○
		□ インスリンの吸収速度による分類について説明できる	完全2 P149-150		◇
	□Ⅱ-15.16.2 血糖降下薬・インスリンの適応と禁忌について理解している	□ 血糖降下薬・インスリンの適応について説明できる	R-23 薬剤 完全2 P149-150		◇
		□ 血糖降下薬・インスリンの禁忌について説明できる			◇
	□Ⅱ-15.16.3 血糖降下薬・インスリンの代表的な商品名を挙げられる	□ 血糖降下薬・インスリンの代表的な商品名を挙げられる	R-23 薬剤 完全2 P149-150		☆
	□Ⅱ-15.16.4 血糖降下薬・インスリンと離床の関係について理解している	□ 血糖降下薬・インスリンが離床に及ぼす影響について説明できる	R-23 薬剤 完全2 P149-150		☆
		□ 血糖降下薬・インスリン投与時における離床のポイントを3つ以上挙げられる	完全2 P149-150		☆
□Ⅱ-15.17 消化性潰瘍治療薬	□Ⅱ-15.17.1 消化性潰瘍治療薬について理解している	□ 消化性潰瘍治療薬の作用について説明できる			○
		□ 消化性潰瘍治療薬の副作用について説明できる			○

大項目	中項目	小項目	リンク・備考	回答	レベル
	□Ⅱ-15.17.2 消化性潰瘍治療薬の適応と禁忌について理解している	□ 消化性潰瘍治療薬の適応について説明できる			◇
		□ 消化性潰瘍治療薬の禁忌について説明できる			◇
	□Ⅱ-15.17.3 消化性潰瘍治療薬の代表的な商品名を挙げられる	□ 消化性潰瘍治療薬の代表的な商品名を挙げられる			☆
	□Ⅱ-15.17.4 消化性潰瘍治療薬と離床の関係について理解している	□ 消化性潰瘍治療薬が離床に及ぼす影響について説明できる			☆
		□ 消化性潰瘍治療薬投与時における離床のポイントについて説明できる			☆
□Ⅱ-15.18 抗脳浮腫薬	□Ⅱ-15.18.1 抗脳浮腫薬について理解している	□ 抗脳浮腫薬の作用について説明できる	R-18 脳卒中 R-20 脳検査 完全2 P148 脳ガイド P147-148		○
		□ 抗脳浮腫薬の副作用について説明できる	完全2 P148 脳ガイド P147-148		○
	□Ⅱ-15.18.2 抗脳浮腫薬の適応と禁忌について理解している	□ 抗脳浮腫薬の適応について説明できる	R-18 脳卒中 R-20 脳検査 完全2 P148 脳ガイド P147-148		◇
		□ 抗脳浮腫薬の禁忌について説明できる			◇
	□Ⅱ-15.18.3 抗脳浮腫薬の代表的な商品名を挙げられる	□ 抗脳浮腫薬の代表的な商品名を挙げられる	R-18 脳卒中 R-20 脳検査 完全2 P148 脳ガイド P147-148		☆
	□Ⅱ-15.18.4 抗脳浮腫薬と離床の関係について理解している	□ 抗脳浮腫薬が離床に及ぼす影響について説明できる	R-18 脳卒中 R-20 脳検査 完全2 P148 脳ガイド P147-148		☆
		□ 抗脳浮腫薬投与時における離床のポイントを3つ以上挙げられる	完全2 P148 脳ガイド P147-148		☆
□Ⅱ-15.19 血栓溶解薬	□Ⅱ-15.19.1 血栓溶解薬について理解している	□ 血栓溶解薬の作用について説明できる	R-18 脳卒中 R-20 脳検査 完全2 P147		○
		□ 血栓溶解薬の副作用について説明できる	完全2 P147		○
	□Ⅱ-15.19.2 血栓溶解薬の適応と禁忌について理解している	□ 血栓溶解薬の適応について説明できる	R-18 脳卒中 R-20 脳検査 完全2 P147		◇

大項目	中項目	小項目	リンク・備考	回答	レベル
		□ 血栓溶解薬の禁忌について説明できる			◇
	□ Ⅱ-15.19.3 血栓溶解薬の代表的な商品名を挙げられる	□ 血栓溶解薬の代表的な商品名を挙げられる	R-18 脳卒中 R-20 脳検査 完全2 P147		☆
	□ Ⅱ-15.19.4 血栓溶解薬と離床の関係について理解している	□ 血栓溶解薬が離床に及ぼす影響について説明できる	R-18 脳卒中 R-20 脳検査 完全2 P147		☆
		□ 血栓溶解薬投与時における離床のポイントを3つ以上挙げられる	完全2 P147		☆
□ Ⅱ-15.20 脳保護薬	□ Ⅱ-15.20.1 脳保護薬について理解している	□ 脳保護薬の作用について説明できる	R-18 脳卒中 R-20 脳検査 完全2 P148 脳ガイド P149	○	
		□ 脳保護薬の副作用について説明できる	完全2 P148 脳ガイド P149	○	
	□ Ⅱ-15.20.2 脳保護薬の適応と禁忌について理解している	□ 脳保護薬の適応について説明できる	R-18 脳卒中 R-20 脳検査 完全2 P148 脳ガイド P149		◇
		□ 脳保護薬の禁忌について説明できる			◇
	□ Ⅱ-15.20.3 脳保護薬の代表的な商品名を挙げられる	□ 脳保護薬の代表的な商品名を挙げられる	R-18 脳卒中 R-20 脳検査 完全2 P148 脳ガイド P149		☆
	□ Ⅱ-15.20.4 脳保護薬と離床の関係について理解している	□ 脳保護薬が離床に及ぼす影響について説明できる	R-18 脳卒中 R-20 脳検査 完全2 P148 脳ガイド P149		☆
		□ 脳保護薬投与時における離床のポイントを2つ以上挙げられる	完全2 P148 脳ガイド P149		☆
□ Ⅱ-15.21 抗てんかん・抗痙攣薬	□ Ⅱ-15.21.1 抗てんかん薬について理解している	□ 抗てんかん薬の作用について説明できる			○
		□ 抗てんかん薬の副作用について説明できる			○
	□ Ⅱ-15.21.2 抗てんかん薬の適応と禁忌について理解している	□ 抗てんかん薬の適応について説明できる			◇
		□ 抗てんかん薬の禁忌について説明できる			◇
	□ Ⅱ-15.21.3 抗てんかん薬の代表的な商品名を挙げられる	□ 抗てんかん薬の代表的な商品名を挙げられる			☆
	□ Ⅱ-15.21.4 抗てんかん薬と離床の関係について理解している	□ 抗てんかん薬が離床に及ぼす影響について説明できる			☆

大項目	中項目	小項目	リンク・備考	回答	レベル
		□ 抗てんかん薬投与時における離床のポイントを2つ以上挙げられる			☆
□Ⅱ-15.22 鎮痛薬	□Ⅱ-15.22.1 鎮痛薬について理解している	□ 非オピオイド鎮痛薬の作用について説明できる	R-23 薬剤 完全2 P143	○	○
		□ 非オピオイド鎮痛薬の副作用について説明できる	完全2 P143	○	
		□ オピオイド鎮痛薬の作用について説明できる	完全2 P144	○	
		□ オピオイド鎮痛薬の副作用について説明できる	完全2 P144	○	
		□ 神経障害性疼痛治療薬の作用について説明できる	完全2 P144	○	
		□ 神経障害性疼痛治療薬の副作用について説明できる	完全2 P144	○	
	□Ⅱ-15.22.2 鎮痛薬の適応と禁忌について理解している	□ 非オピオイド鎮痛薬の適応について説明できる	R-23 薬剤 完全2 P143	◇	◇
		□ 非オピオイド鎮痛薬の禁忌について説明できる		◇	
		□ オピオイド鎮痛薬の適応について説明できる	完全2 P144	◇	
		□ オピオイド鎮痛薬の禁忌について説明できる		◇	
		□ 神経障害性疼痛治療薬の適応について説明できる	完全2 P144	◇	
		□ 神経障害性疼痛治療薬の禁忌について説明できる		◇	
	□Ⅱ-15.22.3 代表的な商品名を挙げられる	□ 非オピオイド鎮痛薬の代表的な商品名を挙げられる	R-23 薬剤 完全2 P143	☆	☆
		□ オピオイド鎮痛薬の代表的な商品名を挙げられる	完全2 P144	☆	
		□ 神経障害性疼痛治療薬の代表的な商品名を挙げられる	完全2 P144	☆	
	□Ⅱ-15.22.4 鎮痛薬と離床の関係について理解している	□ 鎮痛薬が離床に及ぼす影響について説明できる	R-23 薬剤 完全2 P143-144	☆	☆
		□ 鎮痛薬投与時における離床のポイントを2つ以上挙げられる	完全2 P143-144	☆	
□Ⅱ-15.23 麻酔薬	□Ⅱ-15.23.1 麻酔薬（局所、全身）について理解している	□ 麻酔薬（局所、全身）の作用について説明できる		○	○
		□ 麻酔薬（局所、全身）の副作用について説明できる		○	
	□Ⅱ-15.23.2 麻酔薬（局所、全身）の適応と禁忌について理解している	□ 麻酔薬（局所、全身）の適応について説明できる		◇	◇
		□ 麻酔薬（局所、全身）の禁忌について説明できる		◇	

大項目	中項目	小項目	リンク・備考	回答	レベル
	□Ⅱ-15.23.3 麻酔薬（局所、全身）の代表的な商品名を挙げられる	□ 麻酔薬（局所、全身）の代表的な商品名を挙げられる			☆
	□Ⅱ-15.23.4 麻酔薬（局所、全身）と離床の関係について理解している	□ 麻酔薬が離床に及ぼす影響について説明できる			☆
		□ 麻酔薬投与時における離床のポイントについて説明できる			☆

大項目	中項目	小項目	確認印
／23	／91	／215	

← 中項目の点数は P102 に転記して下さい

Ⅱ 離床を行う上での基礎知識

Ⅱ-16. 合併症

大項目	中項目	小項目	リンク・備考	回答	レベル
□Ⅱ-16.1 誤嚥性肺炎	□Ⅱ-16.1.1 誤嚥性肺炎の病態・原因について理解している	□誤嚥性肺炎の病態・原因について説明できる	R-18 脳卒中 R-19 嚥下 R-26 在宅呼吸		○
		□誤嚥性肺炎を起こす疾患について説明できる			○
	□Ⅱ-16.1.2 誤嚥性肺炎の予防法について理解している	□誤嚥性肺炎の予防法について説明できる	R-18 脳卒中 R-19 嚥下 R-26 在宅呼吸		◇
		□口腔ケアの具体的な方法について説明できる			◇
		□摂食時の良姿勢について説明できる			◇
		□横向き嚥下について説明できる			◇
		□食形態の工夫について説明できる			◇
	□Ⅱ-16.1.3 必要な検査項目について理解している	□誤嚥性肺炎を疑う際に、必要な検査項目を3つ以上挙げられる	R-19 嚥下		☆
	□Ⅱ-16.1..4 誤嚥性肺炎と離床の関係について理解している	□誤嚥性肺炎と離床の関係について説明できる	R-18 脳卒中 R-19 嚥下 R-26 在宅呼吸		☆
□Ⅱ-16.2 人工呼吸器関連肺炎	□Ⅱ-16.2.1 人工呼吸器関連肺炎の病態・原因について理解している	□人工呼吸器関連肺炎の病態・原因について説明できる	R-04 人工理論 R-16 肺炎		○
	□Ⅱ-16.2.2 人工呼吸器関連肺炎の予防法について理解している	□人工呼吸器関連肺炎の発生経路について説明できる			○
		□人工呼吸器関連肺炎の予防法を5つ挙げられる	R-04 人工理論 R-16 肺炎		◇
		□人工呼吸器関連肺炎と口腔ケアの関係について説明できる			◇
		□人工呼吸器関連肺炎と人工呼吸器離脱の関係について説明できる			◇
		□人工呼吸器関連肺炎と鎮静薬の関係について説明できる			◇
		□人工呼吸器関連肺炎と離床の関係について説明できる	完全2 P39		◇
	□Ⅱ-16.2.3 必要な検査項目について理解している	□人工呼吸器関連肺炎を疑う際に必要な検査項目について説明できる	R-04 人工理論 R-16 肺炎		☆

Ⅱ-16 合併症

大項目	中項目	小項目	リンク・備考	回答	レベル
	□Ⅱ-16.2.4 人工呼吸器関連肺炎と離床の関係について理解している	□ 人工呼吸器関連肺炎と離床の関係について説明できる	R-04 人工理論 R-16 肺炎 完全2 P39		☆
□Ⅱ-16.3 急性呼吸窮迫症候群(ARDS)	□Ⅱ-16.3.1 ARDSの病態・原因について理解している	□ ARDSの病態・原因について説明できる	R-28 臨床画像 R-35 急性期 R-38 X-P・CT	○	
		□ ARDSを呈した患者におけるX-P上の特徴について説明できる		○	
	□Ⅱ-16.3.2 ARDSの各予防法について理解している	□ ARDSの各予防法について説明できる	R-28 臨床画像 R-35 急性期 R-38 X-P・CT		◇
		□ ARDSに対する体位変換の有効性について説明できる			◇
		□ ARDSと鎮静の関係について説明できる			◇
	□Ⅱ-16.3.3 ARDSの治療法について理解している	□ ARDSを呈した患者における輸液管理について説明できる	R-28 臨床画像 R-35 急性期 R-38 X-P・CT		☆
		□ ARDSを呈した患者における体位変換について説明できる			☆
	□Ⅱ-16.3.4 必要な検査項目について理解している	□ ARDSを疑う際に、必要な検査項目について説明できる	R-28 臨床画像 R-35 急性期 R-38 X-P・CT		☆
	□Ⅱ-16.3.5 ARDSと離床の関係について理解している	□ ARDSと離床の関係について説明できる	R-28 臨床画像 R-35 急性期 R-38 X-P・CT 完全2 P25		☆
□Ⅱ-16.4 深部静脈血栓症、肺塞栓症	□Ⅱ-16.4.1 深部静脈血栓症・肺塞栓症の病態と原因について理解している	□ 深部静脈血栓症・肺塞栓症の病態と原因について説明できる	R-21 DVT	○	
		□ Virchowの3徴候について説明できる		○	
		□ DVTの症状について説明できる		○	
		□ PEの症状について説明できる	フィジ P165-166	○	
	□Ⅱ-16.4.2 深部静脈血栓症、肺塞栓症の予防法について理解している	□ 深部静脈血栓症、肺塞栓症の予防法を4つ挙げられる	R-21 DVT		◇
	□Ⅱ-16.4.3 各予防法の特徴と有効性について理解している	□ DVTの予防法について説明できる	R-21 DVT		◇

大項目	中項目	小項目	リンク・備考	回答	レベル
	□Ⅱ-16.4.4 必要な検査項目について理解している	□DVTを疑う際に、必要な検査項目について説明できる	R-21 DVT		☆
		□Homans signについて説明できる	フィジ P48		☆
		□D-ダイマーについて説明できる			☆
		□静脈エコーについて説明できる			☆
	□Ⅱ-16.4.5 深部静脈血栓症・肺塞栓症と離床の関係について理解している	□深部静脈血栓症・肺塞栓症と離床の関係について説明できる	R-21 DVT 完全2 P160 フィジ P165-166		☆
□Ⅱ-16.5 多臓器不全	□Ⅱ-16.5.1 多臓器不全の病態・原因について理解している	□多臓器不全の病態・原因について説明できる	K-02 リスク R-16 肺炎 R-36 周術期	○	
		□SOFAスコアもしくはAPACHEスコアについて説明ができる			◇
	□Ⅱ-16.5.2 多臓器不全を予防する方法について理解している	□多臓器不全を予防する方法について説明できる	K-02 リスク R-16 肺炎 R-36 周術期		◇
	□Ⅱ-16.5.3 多臓器不全を予防する方法の特徴と有効性について理解している	□多臓器不全を予防する方法の特徴と有効性について説明できる	K-02 リスク R-16 肺炎 R-36 周術期		◇
	□Ⅱ-16.5.4 必要な検査項目について理解している	□多臓器不全を疑う際にな検査項目について説明できる	K-02 リスク R-16 肺炎 R-36 周術期		☆
	□Ⅱ-16.5.5 多臓器不全と離床の関係について理解している	□多臓器不全と離床の関係について説明できる	K-02 リスク R-16 肺炎 R-36 周術期		☆
□Ⅱ-16.6 播種性血管内凝固症候群（DIC）	□Ⅱ-16.6.1 DICの病態・原因について理解している	□DICの病態・原因について説明できる	R-29 血デ 完全2 P72	○	
	□Ⅱ-16.6.2 DICの予防法について理解している	□DICの予防法について説明できる			◇
	□Ⅱ-16.6.3 DICの治療法について理解している	□DICの治療法について説明できる			◇
	□Ⅱ-16.6.4 必要な検査項目について理解している	□DICを疑う際に必要な検査項目について説明できる	R-29 血デ 完全2 P65		☆
	□Ⅱ-16.6.5 DICと離床の関係について理解している	□DICと離床の関係について説明できる	R-29 血デ		☆

大項目	中項目	小項目	リンク・備考	回答	レベル
□Ⅱ-16.7 全身性炎症反応 症候群（SIRS）	□Ⅱ-16.7.1 SIRSの病態・原 因について理解し ている	□ SIRSの病態について説明できる	R-16 肺炎		○
		□ SIRSの診断基準について説明できる	R-16 肺炎		○
	□Ⅱ-16.7.2 SIRSの治療法に ついて理解してい る	□ 軽度ー中等度のSIRSに対する治療法について 説明できる			◇
		□ 重症のSIRS に対するの治療法について説明で きる			◇
	□Ⅱ-16.7.3 SIRSの予防法に ついて理解してい る	□ SIRSの予防法を説明できる			◇
	□Ⅱ-16.7.4 必要な検査項目に ついて理解してい る	□ SIRSを疑う際に必要な検査項目について説明 できる			☆
	□Ⅱ-16.7.5 SIRSと離床の関 係について理解し ている	□ SIRSと離床の関係について説明できる			☆
□Ⅱ-16.8 末梢神経麻痺	□Ⅱ-16.8.1 末梢神経麻痺につ いて理解している	□ 末梢神経麻痺の原因について3つ挙げられる	K-02 リスク		○
		□ 末梢神経麻痺の症状について3つ挙げられる	K-02 リスク		○
		□ ポジショニングと末梢神経麻痺の関係について 説明できる			☆
□Ⅱ-16.9 ICU-AW	□Ⅱ-16.9.1 ICU-AWの病態 について理解して いる	□ ICU-AWの病態について説明できる	K-02 リスク 完全2 P17-19		○
		□ ICU-AWのリスク因子を3つ以上挙げられる	完全2 P19 P159-160		○
	□Ⅱ-16.9.2 ICU-AWの評価 について理解して いる	□ ICU-AWの評価方法について説明できる	K-02 リスク 完全2 P54 P159-160		◇
	□Ⅱ-16.9.3 ICU-AWの予防 法について理解し ている	□ ICU-AWを予防する方法を3つ以上挙げられる	K-02 リスク 完全2 P160		◇
□Ⅱ-16.10 イレウス	□Ⅱ-16.10.1 イレウスの病態・ 原因について理解 している	□ イレウスの病態・原因について2つ挙げられる	フィジ P183		○
	□Ⅱ-16.10.2 イレウスの予防法 について理解して いる	□ イレウスの予防法を挙げられる			☆

大項目	中項目	小項目	リンク・備考	回答	レベル
		□ 術後での早期離床とイレウスの関係について説明できる			☆
		□ イレウスの予防と食事について説明できる	J-07 フィ実		◇
		□ イレウスの予防と脱水について説明できる			◇
	□Ⅱ-16.10.3 イレウスの治療法について理解している	□ イレウスを呈した患者の飲食について説明できる	フィジ P183-184		◇
		□ イレウスの治療法を2つ挙げられる	フィジ P183-184		◇
	□Ⅱ-16.10.4 各予防法について理解している	□ イレウスの予防法について説明できる			☆
	□Ⅱ-16.10.5 必要な検査項目について理解している	□ イレウスを疑う際に必要な検査項目について説明できる			☆
		□ イレウスを呈した患者に対するフィジアセスメントの特徴について説明できる	J-07 フィ実 フィジ P183-184 P211		☆
		□ 臥床時と座位時でのX-P画像の特徴について説明できる	R-28 臨床画像		☆
	□Ⅱ-16.10.6 イレウスと離床の関係について理解している	□ イレウスと離床の関係について説明できる	J-07 フィ実		☆
□Ⅱ-16.11 関節拘縮	□Ⅱ-16.11.1 関節拘縮の病態・原因について理解している	□ 関節拘縮の原因について3つ挙げられる	J-04 ROM 完全2 P198 フィジ P92		○
	□Ⅱ-16.11.2 関節拘縮の予防法について理解している	□ 関節拘縮の予防法を挙げられる	J-04 ROM 完全2 P198-199 フィジ P92		○
	□Ⅱ-16.11.3 必要な検査項目について理解している	□ 関節拘縮を疑う際に必要な検査項目について説明できる	J-04 ROM フィジ P89-92		◇
	□Ⅱ-16.11.4 関節拘縮と離床の関係について理解している	□ 関節拘縮と離床の関係について説明できる	J-04 ROM フィジ P88 P93		☆
□Ⅱ-16.12 褥瘡	□Ⅱ-16.12.1 褥瘡の病態・原因について理解している	□ 褥瘡の病態・原因を4つ挙げられる	R-49 褥瘡 完全2 P161		○
		□ 褥瘡状態を評価するスケールを挙げられる			◇
		□ 褥瘡のリスクアセスメントスケールを2つ挙げられる			◇
		□ 良性肉芽と不良肉芽の説明ができる			☆

Ⅱ-16 合併症

大項目	中項目	小項目	リンク・備考	回答	レベル
	□Ⅱ-16.12.2 褥瘡の予防法について理解している	□褥瘡の予防法を4つ挙げられる	R-49 褥瘡 完全2 P161		◇
	□Ⅱ-16.12.3 各予防法の特徴と有効性について理解している	□体位変換について説明できる	R-49 褥瘡 完全2 P161		○
		□臥床時・座位時における体圧分散について説明できる			◇
		□栄養状態と褥瘡の関係について説明できる	完全2 P20 P72-73 P161		◇
		□スキンケアと褥瘡の関係について説明できる	完全2 P161		◇
	□Ⅱ-16.12.4 必要な検査項目と褥瘡の関係について理解している	□褥瘡を疑う際に必要な検査項目を挙げられる	R-49 褥瘡 完全2 P20 P72-73 P161		☆
	□Ⅱ-16.12.5 褥瘡と離床の関係についいえ理解している	□褥瘡と離床の関係について説明できる	R-49 褥瘡 完全2 P20 P161		☆
□Ⅱ-16.13 癌（がん・転移）	□Ⅱ-16.13.1 癌（がん）の病態・原因について理解している	□癌（がん）の代表的な病態を3つ以上挙げられる	R-32　がん		○
		□上皮細胞癌（固形癌）について説明できる			◇
		□非上皮細胞癌（固形癌）について説明できる			◇
		□造血器がんについて説明できる			◇
		□癌（がん）の転移様式を3つ挙げられる			◇
		□臓器に転移しやすい癌（がん）を3つ挙げられる			◇
		□骨に転移しやすい癌（がん）を4つ挙げられる			◇
		□癌（がん）特有の合併症を5つ挙げられる			◇
		□骨髄抑制について説明できる			◇
		□悪液質について説明できる			◇
		□全人的苦痛（total pain)について説明できる			☆
	□Ⅱ-16.13.2 癌（がん）特有の合併症の予防法（対応）について理解している	□癌（がん）特有の合併症の予防法（対応）について説明できる	R-32　がん		○
	□Ⅱ-16.13.3 癌（がん）に対する治療法について理解している	□代表的な癌（がん）治療法を5つ挙げられる	R-32　がん		○
		□手術療法における適応と有害事象について説明できる			◇
		□化学療法における適応と有害事象について説明できる			◇
		□放射線療法における適応と有害事象について説明できる			◇

大項目	中項目	小項目	リンク・備考	回答	レベル
		□ 免疫療法における適応と有害事象について説明できる			◇
		□ 緩和治療における適応と有害事象について説明できる			◇
	□Ⅱ-16.13.4 必要な検査項目について理解している	□ 癌（がん）の状態を評価する方法について説明できる	R-32　がん		○
		□ PET-CTについて説明できる			○
		□ 有害事象を評価する方法について説明できる			○
		□ 病状の進行に伴う身体症状の評価について説明できる			◇
		□ 病状の進行に伴う精神症状の評価について説明できる			◇
		□ 悪液質について評価する方法について説明できる			◇
	□Ⅱ-16.13.5 癌（がん）と離床の関係について理解している	□ 癌（がん）と離床の関係について説明できる	R-32　がん		☆
		□ 緩和ケア・リハについて説明できる			☆
		□ 家族・遺族ケア、グリーフケア、残された子どものケアについて説明できる			☆
□Ⅱ-16.14 浮腫	□Ⅱ-16.14.1 浮腫の病態・原因について理解している	□ 全身性浮腫の病態を4つ挙げられる	J-13 浮腫 J-06　フィ理 完全2 P107-109 フィジ P159		○
		□ 局所性浮腫の病態を2つ挙げられる			○
		□ 浮腫発生のメカニズムを4つ挙げられる			○
	□Ⅱ-16.14.2 浮腫の予防法について理解している	□ 浮腫の予防法について説明できる	J-13 浮腫		◇
	□Ⅱ-16.14.3 浮腫に対する治療法について理解している	□ 浮腫に対する治療法について説明できる	J-13 浮腫 完全2 P108-109		◇
	□Ⅱ-16.14.4 必要な検査項目について理解している	□ 浮腫を疑う際に必要な検査項目について説明できる	J-13 浮腫 完全2 P73 P75		☆
	□Ⅱ-16.14.5 浮腫と離床の関係について理解している	□ 浮腫と離床の関係について説明できる	J-13 浮腫 フィジ P160		☆
□Ⅱ-16.15 糖尿病	□Ⅱ-16.15.1 糖尿病の病態・原因について理解している	□ 糖尿病の病型について説明できる			○
		□ 糖尿病の合併症について3つ挙げられる			○

Ⅱ-16 合併症

大項目	中項目	小項目	リンク・備考	回答	レベル
	□Ⅱ-16.15.2 糖尿病の予防法について理解している	□ 糖尿病の予防法について説明できる			◇
	□Ⅱ-16.15.3 必要な検査項目について理解している	□ 糖尿病を疑う際に必要な検査項目について説明できる	R-29 血デ 完全2 P70		☆
	□Ⅱ-16.15.4 糖尿病と離床の関係について理解している	□ 糖尿病と離床の関係について説明できる	R-29 血デ 完全2 P149		☆

大項目	中項目	小項目	確認印
／15	／66	／129	

中項目の点数はP102に転記して下さい

Ⅱ　離床を行う上での基礎知識

Ⅱ-17. 人工呼吸器

大項目	中項目	小項目	リンク・備考	回答	レベル
□Ⅱ-17.1 人工呼吸器	□Ⅱ-17.1.1 人工呼吸器を用いる目的について理解している	□ 人工呼吸器装着の適応について説明できる	R-04 人工理論 R-07 呼吸アセ J-08 人工実技		◇
		□ 人工呼吸器装着の禁忌について説明できる			◇
□Ⅱ-17.2 人工呼吸器の仕組み	□Ⅱ-17.2.1 人工呼吸器の仕組みについて理解している	□ 人工呼吸器の駆動源を3つ挙げられる	R-04 人工理論 R-07 呼吸アセ J-08 人工実技 完全2 P114		◇
		□ コンセントの接続に関する注意点を2つ挙げられる			◇
		□ 吸気回路の特徴について説明できる			◇
		□ 呼気回路の特徴について説明できる	完全2 P115		◇
		□ 回路のセッティングの注意点について説明できる	完全2 P114-115		◇
	□Ⅱ-17.2.2 加温・加湿について理解している	□ 酸素ガスを加湿加湿する必要性について説明できる	R-04 人工理論 R-07 呼吸アセ J-08 人工実技 完全2 P115		◇
		□ 酸素ガスを加温加湿する方法を2つ挙げられる			◇
		□ 人工鼻の使用禁忌例を3つ以上挙げられる			◇
	□Ⅱ-17.2.3 陽圧換気と陰圧換気の違いについて理解している	□ 陽圧換気について説明できる	R-04 人工理論 R-07 呼吸アセ J-08 人工実技		◇
		□ 陰圧換気について説明できる			○
		□ 陽圧換気と陰圧換気の違いについて説明できる			○
	□Ⅱ-17.2.4 生体に対する陽圧換気の影響について理解している	□ 陽圧換気の利点について説明できる	R-04 人工理論 J-08 人工実技		○
		□ 陽圧換気の欠点について説明できる			○
	□Ⅱ-17.2.5 人工呼吸器装着時に発生する合併症と予防策について理解している	□ 人工呼吸器装着時に発生しやすい合併症を3つ以上挙げられる	R-04 人工理論 J-08 人工実技		☆
		□ 人工呼吸器装着時に発生しやすい合併症と離床の関連について説明できる			☆
□Ⅱ-17.3 設定・モード・パラメータ	□Ⅱ-17.3.1 設定に必要なパラメータについて理解している	□ 強制換気について説明できる	R-04 人工理論 J-08 人工実技 完全2 P116		○
		□ 自発換気について説明できる			○

大項目	中項目	小項目	リンク・備考	回答	レベル
		□ 従量式（VCV）の利点と欠点について説明できる			○
		□ 従圧式（PCV）の利点と欠点について説明できる			○
	□Ⅱ-17.3.2 強制換気のモードについて理解している	□ 強制換気のモードを2つ以上挙げ、その特徴を説明できる	R-04 人工理論 J-08 人工実技 完全2 P117		◇
		□ 強制換気のモードの適応について説明できる			○
	□Ⅱ-17.3.3 強制換気＋自発換気のモードについて理解している	□ 強制換気＋自発換気のモードを2つ以上挙げ、その特徴を説明できる	R-04 人工理論 J-08 人工実技 完全2 P117		◇
		□ 強制換気＋自発換気のモードの適応について説明できる			○
	□Ⅱ-17.3.4 自発換気のモードについて理解している	□ 自発換気のモードをを2つ以上挙げ、その特徴を説明できる	R-04 人工理論 J-08 人工実技 完全2 P117		◇
		□ 自発換気のモードの適応について説明できる			○
	□Ⅱ-17.3.5 PEEPについて理解している	□ PEEPの利点について説明できる	R-04 人工理論 R-07 呼吸アセ J-08 人工実技 完全2 P118		◇
		□ PEEPの欠点について説明できる			◇
		□ HighPEEP時の離床の注意点について説明できる	完全2 P119		☆
	□Ⅱ-17.3.6 プレッシャーサポート（PS）について理解している	□ プレッシャーサポート（PS）の利点について説明できる	R-04 人工理論 R-07 呼吸アセ J-08 人工実技 完全2 P117		◇
		□ プレッシャーサポート（PS）の欠点について説明できる			◇
	□Ⅱ-17.3.7 一回換気量（TV）と分時換気量（MV）について理解している	□ 成人の一回換気量の基準値について説明できる	R-04 人工理論 J-08 人工実技		○
		□ 成人の分時換気量の基準値について説明できる			○
	□Ⅱ-17.3.8 吸入気酸素濃度（FIO2）について理解している	□ 吸入気酸素濃度（FIO2）について説明できる	R-04 人工理論 J-08 人工実技 完全2 P118		○
		□ 吸入気酸素濃度（FIO2）の変化から状態を予測できる	完全2 P125-126		○
□Ⅱ-17.4 アラーム設定	□Ⅱ-17.4.1 設定すべきアラームについて理解している	□ 基本的なアラームの種類を3つ以上挙げられる	R-04 人工理論 J-08 人工実技 完全2 P118-119		○

大項目	中項目	小項目	リンク・備考	回答	レベル
	□Ⅱ-17.4.2 アラーム発生時における対処について理解している	□ アラーム発生時における対処の基本について説明できる	R-04 人工理論 J-08 人工実技 完全2 P118-119		○
	□Ⅱ-17.4.3 気道内圧上限アラームが鳴る原因について理解している	□ 気道内圧上限アラームが鳴る原因（器械・回路側の問題）を2つ以上挙げられる	R-04 人工理論 J-08 人工実技 完全2 P118		○
		□ 気道内圧上限アラームが鳴る原因（患者側の問題）を2つ以上挙げられる			○
	□Ⅱ-17.4.4 気道内圧下限アラームが鳴る原因について理解している	□ 気道内圧下限アラームが鳴る原因（器械・回路側の問題）を2つ以上挙げられる	R-04 人工理論 J-08 人工実技 完全2 P118		○
		□ 気道内圧下限アラームが鳴る原因（患者側の問題）を2つ以上挙げられる			○
	□Ⅱ-17.4.5 換気量上限アラームが鳴る原因について理解している	□ 換気量上限アラームが鳴る原因を2つ以上挙げられる	R-04 人工理論 J-08 人工実技 完全2 P118		○
	□Ⅱ-17.4.6 換気量下限アラームが鳴る原因について理解している	□ 換気量下限アラームが鳴る原因（器械・回路側の問題）を2つ以上挙げられる	R-04 人工理論 J-08 人工実技 完全2 P118		○
		□ 換気量下限アラームが鳴る原因（患者側の問題）を2つ以上挙げられる			○
	□Ⅱ-17.4.7 酸素濃度アラームが鳴る原因について理解している	□ 酸素濃度アラームが鳴る原因（器械・回路側の問題）を2つ以上挙げられる	R-04 人工理論 J-08 人工実技		○
	□Ⅱ-17.4.8 離床により鳴りやすいアラームについて理解している	□ 離床により鳴りやすいアラームと原因を3つ以上挙げられる	R-04 人工理論 J-08 人工実技 完全2 P118-119		☆
□Ⅱ-17.5 挿管・気管切開	□Ⅱ-17.5.1 挿管を考慮すべき状態を検査データを交えて理解している	□ 気管内挿管が必要な状態について説明できる	R-04 人工理論 J-08 人工実技		○
	□Ⅱ-17.5.2 気切を考慮すべき状態を検査データを交えて理解している	□ 気切を考慮すべき状態について説明できる	R-04 人工理論 J-08 人工実技		○
□Ⅱ-17.6 Weaning	□Ⅱ-17.6.1 Weaningについて理解している	□ Weaningについて説明できる	R-04 人工理論 J-08 人工実技		○
	□Ⅱ-17.6.2 Weaningの方法について理解している	□ Weaningの方法について説明できる	R-04 人工理論 J-08 人工実技		○

大項目	中項目	小項目	リンク・備考	回答	レベル
	□Ⅱ-17.6.3 Spontaneous Awaking Trial(SAT)の方法について理解している	□ SpontaneousAwakingTrial(SAT)の方法について説明できる	R-04 人工理論 J-08 人工実技 完全2 P162-163		☆
	□Ⅱ-17.6.4 Spontaneous Breathing Trial(SBT)の方法について理解している	□ SpontaneousBreathingTrial(SBT)の方法について説明できる	R-04 人工理論 J-08 人工実技		☆
		□ SpontaneousBreathingTrial(SBT)中の離床の留意点について説明できる			☆
□Ⅱ-17.7 非侵襲的陽圧換気（NPPV）	□Ⅱ-17.7.1 NPPVについて理解している	□ 侵襲的陽圧換気と非侵襲的陽圧換気の違いについて説明できる	R-07 呼吸アセ R-26 在宅呼吸 完全2 P120	○	
	□Ⅱ-17.7.2 NPPVの適応と禁忌について理解している	□ NPPVの適応となる病態（疾患）を3つ以上挙げられる	R-07 呼吸アセ R-26 在宅呼吸 完全2 P120	○	
		□ NPPVの禁忌となる病態（疾患）を3つ以上挙げられる		○	
	□Ⅱ-17.7.3 NPPVの換気モードについて理解している	□ NPPVで用いられる強制換気のモードを挙げられる	R-07 呼吸アセ R-26 在宅呼吸 完全2 P121	○	
		□ NPPVで用いられる強制換気＋自発換気のモードを挙げられる		○	
		□ NPPVで用いられる自発換気のモードを挙げられる		○	
	□Ⅱ-17.7.4 吸気圧（IPAP）と呼気圧（EPAP）について理解している	□ 吸気圧（IPAP）について説明できる	R-07 呼吸アセ R-26 在宅呼吸 完全2 P121	○	
		□ 呼気圧（EPAP）について説明できる		○	
	□Ⅱ-17.7.5 マスクの種類について理解している	□ マスクの種類を3つ以上挙げられる	R-07 呼吸アセ R-26 在宅呼吸 完全2 P122	○	
		□ マスクの種類ごとの特徴（利点・欠点）について説明できる		○	
	□Ⅱ-17.7.6 マスクフィッティングの手順について理解している	□ マスクフィッティングの手順について説明できる	R-07 呼吸アセ R-26 在宅呼吸 完全2 P123		☆
		□ マスク装着後のチェックポイントについて説明できる			☆

大項目	中項目	小項目	リンク・備考	回答	レベル
	□Ⅱ-17.7.7 皮膚トラブルの原因と対処について理解している	□ 皮膚トラブルの好発部位について説明できる	R-07 呼吸アセ R-26 在宅呼吸 完全2 P124		☆
		□ 皮膚トラブルの原因を2つ以上挙げられる			☆
		□ 皮膚トラブルの原因別に対処法について説明できる			☆
	□Ⅱ-17.7.8 リーク量が多い場合の原因と対処について理解している	□ リークしやすい場所について説明できる	R-07 呼吸アセ R-26 在宅呼吸		☆
		□ リーク量が多い場合の対処法について説明できる			☆
	□Ⅱ-17.7.9 気道内圧上限アラームが鳴る原因について理解している	□ 気道内圧上限アラームが鳴る原因を2つ以上挙げられる	R-07 呼吸アセ R-26 在宅呼吸	○	
		□ 気道内圧上限アラームが鳴った場合の対処法について説明できる			☆
	□Ⅱ-17.7.10 気道内圧下限アラームが鳴る原因について理解している	□ 気道内圧下限アラームが鳴る原因を2つ以上挙げられる	R-07 呼吸アセ R-26 在宅呼吸	○	
		□ 気道内圧下限アラームが鳴った場合の対処法について説明できる			☆
	□Ⅱ-17.7.11 無呼吸アラームが鳴る原因について理解している	□ 無呼吸アラームが鳴る原因を2つ以上挙げられる	R-07 呼吸アセ R-26 在宅呼吸	○	
		□ 無呼吸アラームが鳴った場合の対処法について説明できる			☆
	□Ⅱ-17.7.12 分時換気量下限アラームが鳴る原因について理解している	□ 分時換気量下限アラームが鳴る原因を2つ以上挙げられる	R-07 呼吸アセ R-26 在宅呼吸	○	
		□ 分時換気量下限アラームが鳴った場合の対処法について説明できる			☆
	□Ⅱ-17.7.13 呼吸回数上限アラームが鳴る原因について理解している	□ 呼吸回数上限アラームが鳴る原因を2つ以上挙げられる	R-07 呼吸アセ R-26 在宅呼吸	○	
		□ 呼吸回数上限アラームが鳴った場合の対処法について説明できる			☆
	□Ⅱ-17.7.14 呼吸回数下限アラームが鳴る原因について理解している	□ 呼吸回数上限アラームが鳴る原因を2つ以上挙げられる	R-07 呼吸アセ R-26 在宅呼吸	○	

大項目	中項目	小項目	リンク・備考	回答	レベル
		□ 呼吸回数上限アラームが鳴った場合の対処法について説明できる			☆
	□Ⅱ-17.6.15 NPPVと離床の関係について理解している	□ NPPV装着患者の離床の留意点について説明できる	R-07 呼吸アセ R-26 在宅呼吸 完全2 P124		☆

大項目	中項目	小項目	確認印
／7	／43	／84	

中項目の点数は P102 に転記して下さい

Ⅱ 離床を行う上での基礎知識

Ⅱ-18. 酸素療法

大項目	中項目	小項目	リンク・備考	回答	レベル
□Ⅱ-18.1 酸素療法	□Ⅱ-18.1.1 酸素療法を用いる目的について理解している	□酸素療法を用いる目的について説明できる	R-04 人工理論 R-07 呼吸アセ R-33 マンガ呼		◇
	□Ⅱ-18.1.2 酸素療法開始の臨床的指標について理解している	□酸素療法開始の臨床的指標について説明できる	R-04 人工理論 R-07 呼吸アセ R-33 マンガ呼 完全2 P111		◇
	□Ⅱ-18.1.3 低酸素血症の原因について理解している	□肺胞低換気について説明できる	R-04 人工理論 R-07 呼吸アセ R-33 マンガ呼		○
		□換気-血流比不均等（V/Qミスマッチ）について説明できる			○
		□シャントについて説明できる			○
		□拡散障害ついて説明できる			○
	□Ⅱ-18.1.4 酸素投与中の合併症ついて理解している	□酸素投与中の合併症について説明できる	R-04 人工理論 R-07 呼吸アセ R-33 マンガ呼		○
	□Ⅱ-18.1.5 二酸化炭素中毒症（CO2ナルコーシス）ついて理解している	□二酸化炭素中毒症（CO2ナルコーシス）ついて説明できる	R-04 人工理論 R-07 呼吸アセ R-33 マンガ呼		○
	□Ⅱ-18.1.6 酸素療法を行っている患者の離床の留意点について理解している	□酸素療法を行っている患者における離床の留意点について説明できる	R-04 人工理論 R-07 呼吸アセ R-33 マンガ呼 完全2 P113		☆
□Ⅱ-18.2 酸素投与器具	□Ⅱ-18.2.1 低流量システムと高流量システムの特徴と違いについて理解している	□低流量システムの定義について説明できる	R-04 人工理論 R-07 呼吸アセ R-33 マンガ呼 完全2 P111		◇
		□高流量システムの定義について説明できる			◇
		□低流量システムを用いる利点について説明できる			◇
		□低流量システムを用いる欠点について説明できる			◇
		□高流量システムを用いる利点について説明できる			◇
		□高流量システムを用いる欠点について説明できる			◇
	□Ⅱ-18.2.2 経鼻カヌラについて理解している	□経鼻カヌラを用いる利点について説明できる	R-04 人工理論 R-07 呼吸アセ R-33 マンガ呼 完全2 P111		◇

大項目	中項目	小項目	リンク・備考	回答	レベル
		□ 経鼻カヌラを用いる欠点について説明できる			◇
		□ 経鼻カヌラで推奨される最大使用流量について説明できる			○
		□ 経鼻カヌラにおける流量と吸入酸素濃度の関係について説明できる			○
	□ II-18.2.3 単純フェイスマスクについて理解している	□ 単純フェイスマスクを用いる利点について説明できる	R-04 人工理論 R-07 呼吸アセ R-33 マンガ呼 完全2 P112		◇
		□ 単純フェイスマスクを用いる欠点について説明できる			◇
		□ 単純フェイスマスクで推奨される最低使用流量について説明できる			○
		□ 単純フェイスマスクにおける流量と吸入酸素濃度の関係について説明できる			○
	□ II-18.2.4 リザーバー付き酸素マスクについて理解している	□ リザーバー付き酸素マスクを用いる利点について説明できる	R-04 人工理論 R-07 呼吸アセ R-33 マンガ呼 完全2 P112		◇
		□ リザーバー付き酸素マスクを用いる欠点について説明できる			◇
		□ リザーバー付き酸素マスクで推奨される最低使用流量について説明できる			○
		□ リザーバー付き酸素マスクのゴム弁の持つ機能について説明できる			○
		□ リザーバー付き酸素マスクの袋が膨らまない場合の対処法について説明できる			○
		□ リザーバー付き酸素マスクにおける流量と吸入酸素濃度の関係について説明できる			○
	□ II-18.2.5 ベンチュリーマスクについて理解している	□ ベンチュリーマスクを用いる利点について説明できる	R-04 人工理論 R-07 呼吸アセ R-33 マンガ呼 完全2 P113		◇
		□ ベンチュリーマスクを用いる欠点について説明できる			◇
		□ ベンチュリーマスクで推奨される最低使用流量について説明できる			○
		□ ダイリューターについて説明できる			○
		□ ベンチュリーマスクにおける流量と吸入酸素濃度の関係について説明できる			○
	□ II-18.2.6 インスピロンネブライザー付き高流量システムについて理解している	□ インスピロンネブライザー付き高流量システムの利点について説明できる	R-04 人工理論 R-07 呼吸アセ R-33 マンガ呼 完全2 P113		◇
		□ インスピロンネブライザー付き高流量システムの欠点について説明できる			◇

大項目	中項目	小項目	リンク・備考	回答	レベル
		□ インスピロンネブライザー付き高流量システムにおける流量と吸入酸素濃度の関係について説明できる			○
	□ Ⅱ-18.2.7 ハイフローセラピーについて理解している	□ ハイフローセラピーを用いる利点について説明できる	R-04 人工理論 R-07 呼吸アセ R-33 マンガ呼 完全2 P113		◇
		□ ハイフローセラピーを用いる欠点について説明できる			◇
		□ ハイフローセラピーにおける流量と吸入酸素濃度の関係について説明できる			○
	□ Ⅱ-18.2.8 酸素療法中の加湿について理解している	□ 加湿不要な酸素流量の目安について説明できる	R-04 人工理論 R-07 呼吸アセ R-33 マンガ呼 完全2 P113		○
		□ 加湿のリスクについて説明できる			○
		□ 室内気を加湿する方法について説明できる			○
	□ Ⅱ-18.2.9 病態に合わせた酸素投与方法について理解している	□ 酸素療法導入時に用いるデバイスについて説明できる	R-04 人工理論 R-07 呼吸アセ R-33 マンガ呼		☆
		□ Ⅱ型呼吸不全患者に用いるデバイスについて説明できる			☆
		□ 口呼吸の患者に用いるデバイスについて説明できる	完全2 P111-124		☆

Ⅱ-18 酸素療法

大項目	中項目	小項目	確認印
／2	／15	／46	

中項目の点数は P102 に転記して下さい

Ⅱ 離床を行う上での基礎知識

Ⅱ-19. 体外式膜型人工肺、透析など

大項目	中項目	小項目	リンク・備考	回答	レベル
□Ⅱ-19.1 血液浄化法	□Ⅱ-19.1.1 血液浄化法について理解してる	□ 血液浄化法を用いる目的について説明できる	R-14 心臓外科 R-35 急性期2 完全2 P109		○
		□ 血液浄化法の種類を3つ以上挙げ、その特徴について説明できる			○
		□ バスキュラーアクセスの種類を2つ挙げられる			◇
		□ 静脈圧アラームの考えられる原因と対策について説明できる			◇
		□ TMPアラームの考えられる原因と対策について説明できる			◇
		□ 気泡アラームの考えられる原因と対策について説明できる			◇
		□ 血液浄化法における観察のポイントを3つ挙げられる			☆
	□Ⅱ-19.1.2 回路の仕組みを理解してる	□ 回路の仕組みが説明できる	R-14 心臓外科 R-35 急性期2		◇
	□Ⅱ-19.1.3 透析患者における離床のリスクについて理解している	□ 透析患者における離床のリスクを2つ以上挙げられる	R-14 心臓外科 R-35 急性期2 完全2 P110		☆
□Ⅱ-19.2 大動脈バルーンパンピング法 （IABP）	□Ⅱ-19.2.1 IABPについて理解している	□ IABPを用いる目的について説明できる	R-14 心臓外科		○
		□ IABPについて仕組みと効果が説明できる			○
		□ IABPについて適応について説明できる			◇
		□ IABPについて駆動中の観察のポイントを3つ挙げられる			◇
	□Ⅱ-19.2.2 IABP使用時の合併症について理解している	□ IABP使用時の合併症について説明できる	R-14 心臓外科		☆
	□Ⅱ-19.2.3 IABP中の離床について理解している	□ IABP中の離床時の注意点を3つ挙げられる	R-14 心臓外科		☆
□Ⅱ-19.3 体外式膜型人工肺（ECMO）	□Ⅱ-19.3.1 ECMOについて説明できる	□ ECMOを用いる目的について説明できる	R-14 心臓外科 完全2 P166		○
		□ ECMOのV-V ECMOとV-A ECMOの違いについて説明できる			◇
		□ ECMOの仕組みについて説明できる			◇
		□ ECMOを用いる適応について説明できる			◇

大項目	中項目	小項目	リンク・備考	回答	レベル
	□Ⅱ-19.3.2 ECMO使用時の 合併症について理 解している	□ECMO使用時の合併症について説明できる			☆
		□ECMO中の離床時の注意点について説明できる	完全2 P166-169		☆
□Ⅱ-19.4 経皮的心肺補助 装置（PCPS）	□Ⅱ-19.4.1 PCPSについて理 解している	□PCPSを用いる目的について説明できる	R-14 心臓外科	○	
		□PCPSの仕組みと効果について説明できる			◇
		□PCPSを用いる適応について説明できる			◇
		□PCPS駆動中の観察のポイントを4つ挙げられる			◇
	□Ⅱ-19.4.2 PCPS使用時の合 併症について理解 している	□PCPS使用時の合併症について説明できる	R-14 心臓外科		☆
	□Ⅱ-19.4.3 PCPS中の離床に ついて理解してい る	□PCPS中の離床時の注意点を3つ挙げられる	R-14 心臓外科		☆

Ⅱ-19 体外式膜型人工肺、透析など

大項目	中項目	小項目	確認印
／4	／11	／27	

中項目の点数は P102 に転記して下さい

Ⅱ 離床を行う上での基礎知識

Ⅱ-20. ドレーン・チューブ類

大項目	中項目	小項目	リンク・備考	回答	レベル
□Ⅱ-20.1 胸腔ドレーン	□Ⅱ-20.1.1 胸腔ドレーンについて理解している	□ 胸腔ドレーン挿入の目的が説明できる	R-35 急性期2 完全2 P80		○
		□ 生理的胸腔内圧の正常値が説明できる	完全2 P80		○
	□Ⅱ-20.1.2 回路の仕組みについて理解している	□ 回路の仕組みが説明できる	R-35 急性期2 完全2 P80-81		◇
	□Ⅱ-20.1.3 胸腔ドレーンの管理について理解している	□ 胸腔ドレーン挿入時の観察ポイントを3つ以上挙げられる	R-35 急性期2 完全2 P80-81		◇
		□ アラームが鳴った場合の対処法について説明できる			☆
		□ 排液が流れない場合の対処法について説明できる	完全2 P81		☆
		□ 排液バッグを倒してしまった場合の対処法について説明できる	完全2 P81		☆
		□ ドレーンが抜けてしまった場合の対処法について説明できる			☆
		□ 胸腔ドレーン挿入患者における離床のリスクについて説明できる			☆
□Ⅱ-20.2 経皮的胆道ドレーン	□Ⅱ-20.2.1 経皮的胆道ドレーンについて理解している	□ 経皮的胆道ドレーン挿入の目的が説明できる	R-35 急性期2 完全2 P82-83		○
	□Ⅱ-20.2.2 経皮的胆道ドレーンの管理について理解している	□ 経皮的胆道ドレーン挿入時の観察ポイントを3つ以上挙げられる	R-35 急性期2 完全2 P82-83		◇
		□ 痛みが強い場合の対処法について説明できる	完全2 P83		☆
		□ 経皮的胆道ドレーン挿入患者における離床のリスクについて説明できる	完全2 P83		☆
□Ⅱ-20.3 脳室ドレーン	□Ⅱ-20.3.1 脳室ドレーンについて理解している	□ 脳室ドレーン挿入の目的について説明できる	R-18 脳卒中 脳ガイド P181		○
		□ 脳室ドレーン挿入の目的について説明できる	脳ガイド P181		○
		□ 硬膜外・皮下ドレーン挿入の目的について説明できる	脳ガイド P181		◇
		□ 硬膜下ドレーン挿入の目的について説明できる			◇
		□ 正常な頭蓋内圧について説明できる	脳ガイド P18		◇
	□Ⅱ-20.3.2 脳室ドレーンの仕組みについて理解している	□ 脳室ドレーン回路の仕組みが説明できる	R-18 脳卒中 脳ガイド P181		◇

大項目	中項目	小項目	リンク・備考	回答	レベル
	□Ⅱ-20.3.3 脳室ドレーンの管理について理解している	□脳室ドレーン挿入時の観察ポイントを3つ以上挙げられる	R-18 脳卒中 脳ガイド P181		☆
		□脳室ドレーン挿入患者における離床のリスクについて説明できる	脳ガイド P181		☆
		□離床前にドレーンをクランプする順番について説明できる	脳ガイド P181		☆
		□離床後にドレーンをクランプを開放する順番について説明できる	脳ガイド P181		☆
□Ⅱ-20.4 心嚢・縦隔ドレーン	□Ⅱ-20.4.1 心嚢・縦隔ドレーンについて理解している	□心嚢・縦隔ドレーン挿入の目的が説明できる	R-35 急性期2 完全2 P82	○	
	□Ⅱ-20.4.2 心嚢・縦隔ドレーンの管理について理解している	□心嚢・縦隔ドレーン挿入時の観察ポイントを3つ以上挙げられる	R-35 急性期2 完全2 P82	◇	
		□心嚢・縦隔ドレーン挿入患者における離床のリスクについて説明できる	完全2 P82		☆
□Ⅱ-20.5 経鼻胃チューブ	□Ⅱ-20.5.1 経鼻胃チューブについて理解している	□経鼻胃チューブ挿入の目的が説明できる	R-35 急性期2 完全2 P84	○	
	□Ⅱ-20.5.2 経鼻胃チューブ回路の仕組みについて理解している	□経鼻胃チューブ回路の仕組みと固定方法が説明できる	R-35 急性期2 完全2 P84	◇	
	□Ⅱ-20.5.3 経鼻胃チューブの管理について理解している	□経鼻胃チューブ挿入時の観察ポイントを3つ以上挙げられる	完全2 P84	◇	
		□嘔気・吃逆を訴える場合の対応について説明できる	完全2 P84		☆
		□経鼻胃チューブが抜けた場合の対応について説明できる	完全2 P84		☆
		□経鼻胃チューブ挿入患者における離床のリスクについて説明できる	完全2 P84		☆
□Ⅱ-20.6 イレウス管	□Ⅱ-20.6.1 イレウス管について理解している	□イレウス管挿入の目的について説明できる		○	
	□Ⅱ-20.6.2 イレウス管の回路の仕組みについて理解している	□イレウス管の回路の仕組みと固定方法について説明できる		○	
	□Ⅱ-20.6.3 イレウス管の管理について理解している	□イレウス管挿入時の観察ポイントを3つ以上挙げられる		◇	
		□イレウス管挿入患者における離床のリスクについて説明できる			☆

大項目	中項目	小項目	リンク・備考	回答	レベル
□Ⅱ-20.7 膀胱留置カテーテル	□Ⅱ-20.7.1 膀胱留置カテーテルについて理解している	□膀胱留置カテーテル挿入の目的について説明できる	R-35 急性期2 完全2 P86		○
	□Ⅱ-20.7.2 膀胱留置カテーテルの回路の仕組みについて理解している	□膀胱留置カテーテルの回路の仕組みについて説明できる	R-35 急性期2 完全2 P86		◇
	□Ⅱ-20.7.3 膀胱留置カテーテルの管理について理解している	□膀胱留置カテーテル挿入時の観察ポイントについて説明できる	R-35 急性期2 完全2 P86		◇
		□膀胱留置カテーテル挿入患者における離床のリスクについて説明できる	完全2 P86		☆
□Ⅱ-20.8 末梢静脈カテーテル	□Ⅱ-20.8.1 末梢静脈カテーテルについて理解している	□末梢静脈カテーテル挿入の目的について説明できる	R-35 急性期2 完全2 P76		○
		□末梢静脈圧の正常値について説明できる	完全2 P76		○
	□Ⅱ-20.8.2 末梢静脈カテーテルの回路の仕組みについて理解している	□チャンバー（点滴筒）について説明できる	R-35 急性期2 完全2 P76		○
		□ビン針について説明できる			◇
		□クレンメについて説明できる	完全2 P76		◇
		□三方活栓について説明できる			◇
	□Ⅱ-20.8.3 末梢静脈カテーテルの管理について理解している	□静脈針とラインの固定方法について説明できる	R-35 急性期2		☆
		□末梢静脈カテーテル挿入時の回路の観察ポイントを3つ以上挙げられる	完全2 P76		☆
		□末梢静脈カテーテルの静脈針挿入部の観察ポイントが3つ以上挙げられる	完全2 P76		☆
		□末梢静脈カテーテル挿入患者における離床のリスクについて説明できる	完全2 P76		☆
□Ⅱ-20.9 末梢動脈カテーテル（Aライン）	□Ⅱ-20.9.1 末梢動脈カテーテル（Aライン）について理解している	□末梢動脈カテーテル（Aライン）挿入の目的が説明できる	R-35 急性期2 完全2 P77		○
	□Ⅱ-20.9.2 末梢動脈カテーテル（Aライン）の回路の仕組みについて理解している	□加圧バックについて説明できる	R-35 急性期2 完全2 P77		◇
		□トランスデューサーについて説明できる	完全2 P77		◇
		□末梢静脈カテーテルのラインと末梢動脈ライン（Aライン）のカテーテルの違いについて説明できる	完全2 P76-77		◇
		□モニターについて説明できる	完全2 P77		◇

大項目	中項目	小項目	リンク・備考	回答	レベル
	□Ⅱ-20.9.3 末梢動脈カテーテル（Aライン）の管理について理解している	□末梢動脈カテーテル（Aライン）挿入時の回路の観察ポイントを3つ以上挙げられる	R-35 急性期2 完全2 P76-77		☆
		□末梢静脈カテーテル挿入患者における離床のリスクについて説明できる	完全2 P76		☆
□Ⅱ-20.10 中心静脈カテーテル	□Ⅱ-20.10.1 中心静脈カテーテルについて理解している	□中心静脈カテーテル挿入の目的について説明できる	R-35 急性期2 完全2 P78	○	
		□中心静脈圧の正常値について説明できる	完全2 P93	○	
	□Ⅱ-20.10.2 中心静脈カテーテルの回路の仕組みについて理解している	□中心静脈カテーテルが挿入される部位（静脈）について説明できる	R-35 急性期2 完全2 P78		◇
	□Ⅱ-20.10.3 輸液ポンプについて理解している	□輸液ポンプを使用する目的について説明できる	R-35 急性期2 完全2 P79		◇
		□輸液ポンプのアラームについて説明できる[アラーム原因、その対処法]	完全2 P79		◇
	□Ⅱ-20.10.4 中心静脈カテーテルの管理について理解している	□中心静脈カテーテル挿入時の観察ポイントを3つ以上挙げられる	R-35 急性期2 完全2 P78		☆
		□中心静脈カテーテル挿入患者における離床のリスクについて説明できる	完全2 P78		☆
□Ⅱ-20.11 S-Gカテーテル	□Ⅱ-20.11.1 S-Gカテーテルについて理解している	□S-Gカテーテル挿入の目的が説明できる	R-35 急性期2 完全2 P93	○	
	□Ⅱ-20.11.2 S-Gカテーテルの回路の仕組みについて理解している	□挿入部位からの距離と反映される圧波形について説明できる	R-35 急性期2 完全2 P93	○	
	□Ⅱ-20.11.3 S-Gカテーテルから得られる指標について理解している	□右心房圧（RAP）の正常値について説明できる	R-35 急性期2		◇
		□肺動脈圧（PAP）の正常値について説明できる			◇
		□肺動脈楔入圧（PCWP）の正常値について説明できる			◇
		□心係数（CI）の正常値について説明できる			◇
		□混合静脈血酸素飽和度（SvO2）の正常値について説明できる			◇
	□Ⅱ-20.11.4 S-Gカテーテルの管理について理解している	□S-Gカテーテル挿入時の回路の観察ポイントを3つ以上挙げられる	R-35 急性期2		☆

大項目	中項目	小項目	リンク・備考	回答	レベル
		□S-Gカテーテル挿入患者における離床のリスクについて説明できる			☆
□Ⅱ-20.12 胃瘻	□Ⅱ-20.12.1 胃瘻について理解している	□胃瘻増設の目的について説明できる	完全2 P85		○
	□Ⅱ-20.12.2 胃瘻の回路の仕組みについて理解している	□胃瘻カテーテルの種類を2つ以上挙げられる	完全2 P85		○
	□Ⅱ-20.12.3 胃瘻の管理について理解している	□胃瘻カテーテル固定法の種類による交換時期の目安について説明できる			◇
		□胃瘻造設後の観察ポイントを3つ以上挙げられる	完全2 P85		☆
		□胃瘻増設患者における離床のリスクについて説明できる	完全2 P85		☆

大項目	中項目	小項目	確認印
／12	／36	／78	

←

中項目の点数は P102 に転記して下さい

Ⅱ 離床を行う上での基礎知識

Ⅱ-21. 離床に関連する有害事象

大項目	中項目	小項目	リンク・備考	回答	レベル
□Ⅱ-21.1 感染症	□Ⅱ-21.1.1 感染症の病態・原因について理解している	□ 感染症の病態・原因について説明できる			○
		□ 感染経路について説明できる			○
	□Ⅱ-21.1.2 感染症の予防法について理解している	□ 標準感染予防について説明できる			◇
	□Ⅱ-21.1.4 必要な検査項目について理解している	□ 必要な検査項目について説明できる			☆
	□Ⅱ-21.1.5 感染症と離床の関係について理解している	□ 感染症と離床の関係について説明できる			☆
□Ⅱ-21.2 転倒・転落	□Ⅱ-21.2.1 転倒・転落の原因について理解している	□ 転倒・転落の原因について患者要因を3つ以上挙げられる	K-02 リスク		○
		□ 転倒・転落の原因について環境要因を3つ以上挙げられる			○
	□Ⅱ-21.2.2 転倒・転落の予防策について理解している	□ 転倒・転落の予防策を3つ以上挙げられる	K-02 リスク		◇
	□Ⅱ-21.2.3 転倒・転落と離床の関係について理解している	□ 離床時に起こりうる転倒・転落のリスクについて説明できる	K-02 リスク		☆
□Ⅱ-21.3 蘇生	□Ⅱ-21.3.1 心肺蘇生の実施目的について理解している	□ 心肺蘇生が必要な患者（傷病者）について説明できる			○
	□Ⅱ-21.3.2 心肺蘇生の利点・弊害・合併症について理解している	□ 心肺蘇生によって期待できる効果について説明できる			○
		□ 心肺蘇生によって起こる可能性のある合併症や有害事象について説明できる			○
	□Ⅱ-21.3.3 心肺蘇生の注意点・禁忌について理解している	□ 心肺蘇生の注意点・禁忌について確認できる			◇

Ⅱ-21 離床に関連する有害事象

大項目	中項目	小項目	確認印
／3	／10	／13	

中項目の点数は P102 に転記して下さい

分野	中項目点数	達成度			
		25%	50%	75%	100%
(1) 呼吸		5	10	15	20
循環		8	16	24	32
骨・関節		6	12	17	23
運動機能		6	12	17	23
脳神経		5	10	15	20
意識精神		6	12	17	23
モチベーション		4	8	11	15
(2) 嚥下栄養		1	2	3	4
消化器		1	3	4	5
画像		8	15	23	30
血液検査		10	21	31	41
血液ガス		5	10	14	19
肺機能		2	4	6	8
心機能		9	17	26	34
(3) 投薬情報		23	46	68	91
合併症		18	35	53	70
人工呼吸器		11	22	32	43
酸素療法		4	8	11	15
透析		3	6	8	11
ドレーン		9	18	27	36
有害事象		3	6	8	11

Ⅲ　離床を行う上での基礎技術

Ⅲ-1. フィジカルアセスメント（呼吸状態）

大項目	中項目	小項目	リンク・備考	回答	レベル
□Ⅲ-1.1 問診	□Ⅲ-1.1.1 模擬患者に対して呼吸器に関する問診ができる	□ 問診の手順について説明できる	K-04　ベーシ K-07　地方ベー R-07　呼吸アセ R-33　マンガ呼 J-06　フィ理 J-07　フィ実		○
		□ 現病歴・既往歴について聴取できる			○
		□ 息切れおよび運動負荷のつらさについて問診するスケールを2つ以上挙げられる			☆
		□ スケールを使って息切れおよび運動負荷について評価できる			☆
□Ⅲ-1.2 視診・触診	□Ⅲ-1.2.1 視診・触診に必要な手順について理解している	□ 視診・触診を行う手順について説明できる	K-04　ベーシ K-07　地方ベー R-07　呼吸アセ R-33　マンガ呼 J-06　フィ理 J-07　フィ実 フィジ P14		○
		□ 顔・頚部から得られる視診・触診の所見を5つ以上挙げられる	完全2 P29-P30 フィジ P14-P18		○
		□ 口唇チアノーゼを呈する機序について説明できる	フィジ P36		○
		□ 呼吸筋と呼吸補助筋を挙げ、その機能について説明できる	完全2 P29		☆
		□ 胸部から得られる視診・触診の所見を5つ以上挙げられる	完全2 P29-P31 フィジ P19-P24		☆
		□ リトラクションを呈する機序について説明できる	フィジ P20		☆
	□Ⅲ-1.2.2 頚部の視診と肺機能の関係について理解している	□ 頚部から予測される肺機能について説明できる	K-04　ベーシ K-07　地方ベー R-07　呼吸アセ R-33　マンガ呼 J-06　フィ理 J-07　フィ実		◇
	□Ⅲ-1.2.3 適切に視診・触診ができる	□ 患者に配慮して体表を露出させ準備を行うことができる	K-04　ベーシ K-07　地方ベー R-07　呼吸アセ R-33　マンガ呼 J-06　フィ理 J-07　フィ実		◇
		□ 顔面・頚部と胸部に分けて適切に視診することができる	完全2 P29-P31 フィジ P14-P22		◇
		□ 適切な用手接触法を用いて触診することができる	完全2 P30-P31 フィジ P19 P22-23		☆
		□ 上葉・中葉（舌区）・下葉に分けて適切に触診することができる	フィジ P19		☆

大項目	中項目	小項目	リンク・備考	回答	レベル
		☐ 視診・触診で得られた所見から病態を推測することができる	完全2 P28-P34 フィジ P14-P25		☆
☐ Ⅲ-1.3 聴診	☐ Ⅲ-1.3.1 聴診器について理解している	☐ 聴診器の各部位の名称について説明できる	K-04　ベーシ R-33　マンガ呼 J-06　フィ理 J-07　フィ実 フィジ P26		○
		☐ ダブルタイプとシングルタイプの違いについて説明できる	フィジ P26-P27		○
		☐ チェストピースの機能の違いについて膜型・ベル型に分けて説明できる	フィジ P26		○
	☐ Ⅲ-1.3.2 聴診器を適切に使用することができる	☐ イヤーチップの向きに留意して正しく装着することができる	K-04　ベーシ R-33　マンガ呼 J-06　フィ理 J-07　フィ実 フィジ P27		◇
		☐ ダブルルーメンタイプの聴診面を確認できる	フィジ P26		◇
		☐ チェストピースを正しく把持することができる	フィジ P28-P29		◇
		☐ 聴診面を正しく体表にあてることができる	完全2 P33 フィジ P29		◇
	☐ Ⅲ-1.3.3 適切に聴診することができる	☐ 聴診を行う手順について説明できる	K-04　ベーシ R-33　マンガ呼 J-06　フィ理 J-07　フィ実 完全2 P31-P33 フィジ P29-P30		☆
		☐ チェストピースを適切にあてて気管音を聴取することができる	完全2 P31-P32		☆
		☐ チェストピースを適切にあてて気管支呼吸音を聴取することができる	完全2 P31-P32 フィジ P29-P30		☆
		☐ チェストピースを適切にあてて肺胞呼吸音を聴取することができる	完全2 P31-P32 フィジ P29-P30		☆
		☐ 聴診で得られた所見から病態を推測することができる	完全2 P32-P34 フィジ P30-P32		☆
	☐ Ⅲ-1.3.4 肺音分類とその特徴について理解している	☐ 肺音分類とその特徴について説明できる	K-04　ベーシ R-33　マンガ呼 J-06　フィ理 J-07　フィ実 完全2 P31-P32 フィジ P30		☆
		☐ 聴診する部位による聴診音の違いを3つに分類できる			☆
		☐ 異常呼吸音が聴取された時期とタイミングから異常が存在する部位を推測することができる	完全2 P32-P34 フィジ P30-P31		☆
		☐ 肺胞呼吸音を聴取できない場合の原因を3つ以上挙げられる	完全2 P32-P33 フィジ P31		☆

大項目	中項目	小項目	リンク・備考	回答	レベル
		□ 肺胞呼吸音が呼気にも聴取された場合の原因について説明できる	完全2 P32-33		☆
□Ⅲ-1.4 打診	□Ⅲ-1.4.1 打診に必要な基礎知識について理解している	□ 打診によって肺の位置を特定できる	J-07　フィ実 完全2 P33-P34 フィジ P32-P34		◇
	□Ⅲ-1.4.2 適切に打診ができる	□ 被打診側の指を体表に密着することができる	J-07　フィ実 フィジ P32		☆
		□ 打診指を被打診指にあてることができる	フィジ P32		☆
		□ 打診側の手首・指を動かすことができる	フィジ P32		☆
		□ 部位で叩き胸郭の状態を把握することができる	完全2 P33-P34 フィジ P32-P34		☆

大項目	中項目	小項目	確認印
／4	／10	／38	

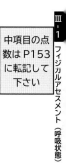

Ⅲ-1 フィジカルアセスメント（呼吸状態）

中項目の点数は P153 に転記して下さい

Ⅲ　離床を行う上での基礎技術

Ⅲ-2. フィジカルアセスメント（循環状態）

大項目	中項目	小項目	リンク・備考	回答	レベル
□Ⅲ-2.1 血圧	□Ⅲ-2.1.1 血圧測定について 理解している	□ マンシェットを用いた非観血的な血圧測定法（聴診法）について説明できる	R-08 循環基礎 R-10 循環50 フィジ P50		○
		□ 自動血圧計による測定と不整脈の関係について説明できる			○
		□ Aラインについて説明できる	完全2 P77		◇
		□ 離床前におけるAラインのチェックポイントについて説明できる	完全2 P77		☆
		□ 離床時におけるAライン測定値の変化について説明できる	完全2 P77		☆
□Ⅲ-2.2 脈拍	□Ⅲ-2.2.1 脈拍測定について 理解している	□ 体表から触れる動脈（頸動脈，上腕動脈，橈骨動脈，足背動脈）の位置について説明できる	R-08 循環基礎 R-10 循環50 フィジ P42		○
		□ 体表から動脈（頸動脈，上腕動脈，橈骨動脈，足背動脈）に触れることができる	フィジ P42		○
		□ 脈拍のリズムを確認することができる	フィジ P43-44		○
□Ⅲ-2.3 視診	□Ⅲ-2.3.1 頸静脈の視診について理解している	□ 外頸静脈の怒張と拍動を確認することができる	J-07 フィ実 フィジ P37-P38		○
		□ 外頸静脈の怒張と拍動が消失するヘッドアップ角度から心機能を予測することができる	フィジ P37-P38		○
	□Ⅲ-2.3.2 脱水時の視診について理解している	□ 頸静脈の虚脱について確認することができる	J-06 フィ理		○
		□ 皮膚の乾燥・鱗屑について確認することができる	フィジ P144-P148		○
		□ 皮膚ツルゴールについて確認することができる	フィジ P144-P148		○
		□ 口腔内乾燥について確認することができる	フィジ P144		○
□Ⅲ-2.4 触診	□Ⅲ-2.4.1 手足の触診について理解している	□ 手足の冷感について確認することができる	R-08 循環基礎 R-10 循環50 R-14 心外 R-47 循環塾 J-06 フィ理 J-07 フィ実 完全2 P44-P45 フィジ P46		○
		□ 手足の冷感から心機能を予測することができる	完全2 P44-P45 フィジ P46		◇
		□ 手足の湿潤について確認することができる	完全2 P44-P45 フィジ P46		◇
		□ 手足の湿潤から心機能を予測することができる	完全2 P44-P45 フィジ P46		◇

大項目	中項目	小項目	リンク・備考	回答	レベル
	□Ⅲ-2.4.2 浮腫の触診について理解している	□ 浮腫の有無を確認することができる	J-06 フィ理 J-13 浮腫 完全2 P107-P109 フィジ P47 P158-P160		○
		□ 浮腫の左右差を確認することができる	フィジ P47 P159		○
		□ 圧痕について確認することができる	フィジ P47 P158		○
		□ 圧痕が戻る時間から病態を予測することができる	フィジ P159		◇
	□Ⅲ-2.4.3 体重について理解している	□ 体重と心不全の関係について説明できる	R-08 循環基礎 R-09 循環臨床 R-14 心外 R-35 急性期2 J-06 フィ理 完全2 P88 フィジ P134		○
		□ 心不全患者における1日の体重増加の上限について説明できる	フィジ P134		◇
		□ 体重についてBMIを用いて説明できる	フィジ P188		◇
□Ⅲ-2.5 体重測定	□Ⅲ-2.5.1 体重測定について理解している	□ 車椅子患者における体重測定方法について説明できる	R-08 循環基礎 R-09 循環臨床 R-14 心外 R-35 急性期2 J-06 フィ理		○
		□ 臥床状態にある患者の体重測定方法について説明できる			○
	□Ⅲ-2.5.2 体重と離床の関係について理解している	□ 体重が増加した場合における離床のリスクについて説明できる	R-08 循環基礎 R-09 循環臨床 R-14 心外 R-35 急性期2 J-06 フィ理		☆
		□ 体重が減少した場合における離床のリスクについて説明できる	フィジ P188		☆
□Ⅲ-2.6 聴診	□Ⅲ-2.6.1 正常心音について理解している	□ Ⅰ音とⅡ音について説明できる	R-10 循環50 完全2 P52-P53		○
		□ Ⅰ音とⅡ音の鑑別をすることができる	R-10 循環50 完全2 P52-P53		○
	□Ⅲ-2.6.2 異常心音(心雑音)について理解している	□ 大動脈弁狭窄症の心雑音の特徴について説明できる	R-10 循環50 完全2 P52-P54		◇
		□ 大動脈弁閉鎖不全症の心雑音の特徴について説明できる	R-10 循環50 完全2 P52-P54		◇

Ⅲ-2 フィジカルアセスメント（循環状態）

大項目	中項目	小項目	リンク・備考	回答	レベル
		□ 僧帽弁閉鎖不全症の心雑音について説明できる。	R-10 循環50 完全2 P52-P54		◇
	□Ⅲ-2.6.3 過剰心音について 理解している	□ Ⅲ音とⅣ音について説明できる	R-10 循環50 完全2 P52-P54		◇

大項目	中項目	小項目	確認印
／6	／12	／35	

中項目の点数は P153 に転記して下さい

Ⅲ-3. フィジカルアセスメント（疼痛）

大項目	中項目	小項目	リンク・備考	回答	レベル
□Ⅲ-3.1 疼痛に関する基礎知識	□Ⅲ-3.1.1 疼痛の発生の生理について理解している	□疼痛の発生原因を5つ以上挙げられる	R-23　薬剤 J-06　フィ理 フィジ P135-P137		○
		□痛みを認知するメカニズムについて神経回路を用いて説明できる	完全2 P143-P144 脳ガイド P126		◇
		□術後疼痛の悪影響について説明できる			◇
		□疼痛の発生機序について説明できる	完全2 P143-P144		◇
		□神経伝達物質・疼痛関連物質について説明できる	完全2 P143-P144		◇
		□炎症の5徴候について説明できる			◇
□Ⅲ-3.2 疼痛の評価の基礎知識	□Ⅲ-3.2.1 疼痛を評価するスケールについて理解している	□疼痛を評価するスケールを3つ以上挙げられる	R-23　薬剤 完全2 P49-P50 フィジ P101 P209		○
		□スケールの使用法について説明できる			◇
	□Ⅲ-3.2.2 模擬患者を使って痛みの評価ができる	□痛みの問診をするポイントを4つ以上挙げられる	J-06 フィ理 フィジ P101		◇
		□疼痛評価スケールを用いて痛みの程度を客観的に評価できる	完全2 P49-50 フィジ P101 P209		◇
□Ⅲ-3.3 疼痛評価	□Ⅲ-3.3.1 疼痛を評価するスケールについて理解している	□疼痛を評価するスケールを選択することができる	R-23　薬剤 完全2 P49-50 フィジ P101 P209		○
	□Ⅲ-3.3.2 NRSについて理解している	□NRSを用いて評価ができる	R-23 薬剤 完全2 P50		◇
	□Ⅲ-3.3.3 VASについて理解している	□VASを用いて評価ができる	R-23　薬剤 完全2 P49 フィジ P101 P209		◇
	□Ⅲ-3.3.4 face scaleについて理解している	□face scaleを用いて評価ができる	R-23 薬剤 完全2 P50 フィジ P209		◇
	□Ⅲ-3.3.5 WHO3段階除痛ラダーについて理解している	□WHO3段階除痛ラダーを用いて評価ができる	 R-23　薬剤		◇

大項目	中項目	小項目	リンク・備考	回答	レベル
□Ⅲ-3.4 疼痛と離床	□Ⅲ-3.4.1 疼痛を有する患者の離床について理解している	□疼痛を有する患者の離床について留意すべきポイントを3つ以上挙げられる	R-23 薬剤 J-06 フィ理 フィジ P135-P138		☆

大項目	中項目	小項目	確認印
／4	／9	／16	

中項目の点数は P153 に転記して下さい

110

Ⅲ 離床を行う上での基礎技術

Ⅲ-4. フィジカルアセスメント（運動機能）

大項目	中項目	小項目	リンク・備考	回答	レベル
□Ⅲ-4.1 運動機能（全般）	□Ⅲ-4.1.1 全身状態を把握できる	□全身を観察し（Head to toe）、運動機能の障害（外傷・四肢欠損など）がないか、また骨格や筋肉の障害がないか観察できる。	K-04 ベーシ R-32 がん J-07 フィ実		○
		□肥満・やせ・姿勢・皮膚の色・顔色・表情を観察できる			○
		□ADLへの影響を確認できる			○
	□Ⅲ-4.1.2 運動機能と離床の関係について理解している	□運動機能のアセスメント結果より離床の可否・介助度の判断ができる	K-04 ベーシ J-07 フィ実 完全2 P54 フィジ P84-P85		☆
□Ⅲ-4.2 筋力（麻痺）	□Ⅲ-4.2.1 筋力・運動麻痺のアセスメントができる	□四肢の簡便な運動スクリーニングテストを用いて筋力・運動麻痺の評価ができる	K-04 ベーシ K-05 実技入門 J-07 フィ実 完全2 P51-P54 フィジ P82-P85		○
		□MMTを用いて筋力を評価できる	フィジ P93-P96 脳ガイド P114-P117		○
		□MRC Sum Scoreを用いて評価できる	完全2 P54 フィジ P94		○
	□Ⅲ-4.2.2 筋力（麻痺）と離床の関係について理解している	□筋力（麻痺）のアセスメント結果から離床の可否・介助度の判断ができる	K-04 ベーシ K-05 実技入門 J-07 フィ実 完全2 P54 フィジ P84-P85		◇
□Ⅲ-4.3 関節可動域検査	□Ⅲ-4.3.1 関節可動域評価について理解している	□上肢下肢の簡便な運動スクリーニングテストを用いて関節可動域の評価ができる	K-04 ベーシ K-05 実技入門 J-07 フィ実 完全2 P51-P54 フィジ P82-P85		○
		□関節可動域から最終域感（End feel）を評価できる	フィジ P92		○
	□Ⅲ-4.3.2 関節可動域検査と離床について理解している	□関節可動域検査結果から離床の可否・介助度の判断ができる	K-04 ベーシ K-05 実技入門 J-07 フィ実 フィジカル P88 P93		☆
□Ⅲ-4.4 バランス	□Ⅲ-4.4.1 バランスを評価するスケールについて理解している	□TUG(Time Up and Go)テストを用いて、バランスの評価ができる	J-07 フィ実 完全2 P56 フィジ P87		○
		□FSST(Four Square Step Test)を用いて、バランスの評価ができる	フィジ P87		○
		□FRT(Functional Reach Test)を用いて、バランスの評価ができる	フィジ P86		○

大項目	中項目	小項目	リンク・備考	回答	レベル
□Ⅲ-4.5 運動機能の評価	□Ⅲ-4.5.1 動作能力予測テストについて理解している	□動作能力予測テストを用いて、運動機能の評価ができる	K-04　ベーシ K-05　実技入門 J-07　フィ実		○
	□Ⅲ-4.5.2 日常生活動作の評価するスケールについて理解している	□Barthel Indexを用いて、日常生活動作の評価ができる	完全2 P56		○
		□FIM(Functional Independence Measure)を用いて、日常生活動作の評価ができる			○
	□Ⅲ-4.5.3 日常生活動作と離床の関係について理解している	□日常生活動作と離床の関係について説明できる			☆

大項目	中項目	小項目	確認印
／5	／10	／18	

中項目の点数は P153 に転記して下さい

Ⅲ 離床を行う上での基礎技術

Ⅲ-5. フィジカルアセスメント（意識・精神状態）

大項目	中項目	小項目	リンク・備考	回答	レベル
□Ⅲ-5.1 意識状態	□Ⅲ-5.1.1 意識障害をおこす原因について理解している	□意識障害をおこす原因について説明できる	R-18 脳卒中 J-06 フィ理 完全2 P57-P58 フィジ P60 P66-67 脳ガイド P100		○
	□Ⅲ-5.1.2 意識障害の評価方法について理解している	□意識障害の評価方法について説明できる	R-18 脳卒中 J-06 フィ理 脳ガイド P101		◇
	□Ⅲ-5.1.3 JCS(Japan Coma Scale)について理解している	□JCSを用いて開眼状況を確認できる	R-18 脳卒中 J-06 フィ理 完全2 P57-P58 フィジ P66-P67 脳ガイド P100		○
		□JCSを用いて見当識の確認ができる	完全2 P57-P58 フィジ P66-P67 脳ガイド P100		○
		□JCSを用いて傾眠状態を判別できる	完全2 P57-P58 フィジ P66-P67 脳ガイド P100		○
		□JCSを用いて有効な痛み刺激を与えることができる	フィジ P65		○
	□Ⅲ-5.1.4 GCS(Glasgow Coma Scale)について理解している	□GCSを用いて開眼状況を確認できる	R-18 脳卒中 J-06 フィ理		○
		□GCSを用いて傾眠状態を判別できる	完全2 P57-P58 フィジ P66-P67 脳ガイド P100		○
		□GCSを用いて言語反応を確認できる	完全2 P57-P58 フィジ P66-P67 脳ガイド P100		○
		□GCSを用いて見当識を評価できる	完全2 P57-P58 フィジ P66-P67 脳ガイド P100		○
		□GCSを用いて従命反応を確認できる	完全2 P57-P58 フィジ P66-P67 脳ガイド P100		○
		□GCSを用いて異常肢位の判別ができる	完全2 P57-P58 フィジ P66-P67 脳ガイド P100		○
□Ⅲ-5.2 意識障害の初期対応	□Ⅲ-5.2.1 意識障害のある患者に行う初期対応について理解している	□安全と意識の確認ができる	R-18 脳卒中 J-06 フィ理		○

大項目	中項目	小項目	リンク・備考	回答	レベル
		□ 応援要請・AEDの準備ができる			○
		□ B（呼吸）C（循環）の確認ができる			○
□Ⅲ-5.3 鎮静	□Ⅲ-5.3.1 鎮静について理解している	□ 鎮静の目的について説明できる	R-23　薬剤 完全2 P58-60 P145		○
		□ 鎮静深度をスケールを用いて確認できる	完全2 P59		◇
		□ 使用されている鎮静薬を確認できる	完全2 P145-P146		◇
		□ 鎮静中の離床可否について判断ができる	完全2 P145-P146		◇
	□Ⅲ-5.3.2 鎮静状態を評価するスケールについて理解している	□ 鎮静状態を評価するスケールを2つ以上挙げられる	R-23 薬剤 完全2 P59		◇
	□Ⅲ-5.3.3 Ramsay Score について理解している	□ Ramsay Scoreを用いて、鎮静状態を評価できる	R-06 鎮静 R-23 薬剤		◇
	□Ⅲ-5.3.4 Sadation- Agitation Scale(SAS)について理解している	□ SASを用いて、鎮静状態を評価できる	R-23 薬剤 完全2 P59		◇
	□Ⅲ-5.3.5 Richmond Agitation - Sedation (RASS) について理解している	□ RASSを用いて、鎮静状態を評価できる	R-23 薬剤 完全2 P59		◇
□Ⅲ-5.4 せん妄	□Ⅲ-5.4.1 せん妄の原因について理解している	□ 夜間の睡眠が適切であるか確認できる	R-23 薬剤 R-31 重症アセ 完全2 P62		○
		□ 使用薬剤の影響はないか確認できる	完全2 P60-P61		○
		□ 精神科疾患の既往がないか確認できる			○
	□Ⅲ-5.4.2 せん妄の型（タイプ）について理解している	□ せん妄の型（タイプ）を確認できる	R-23 薬剤 R-31 重症アセ		◇
	□Ⅲ-5.4.3 せん妄の症状について理解している	□ 急性に発症し変動する精神状態の異常を確認できる	R-23 薬剤 R-31 重症アセ		○
		□ 注意を集中する能力の低下を確認できる			○
		□ 論理性と脈絡を欠いた思考を確認できる			○

大項目	中項目	小項目	リンク・備考	回答	レベル
		□ 意識レベルの低下と精神運動活動の増加または低下を確認できる	完全2 P60		◇
	□Ⅲ-5.4.4 せん妄と不穏の違いについて理解している	□ せん妄と不穏の違いについて説明できる	R-06 鎮静 R-23 薬剤 R-31 看護アセ		◇
	□Ⅲ-5.4.5 せん妄時の治療と対処について理解している	□ 訴えを否定せず、傾聴に努めることができる	R-06 鎮静 R-23 薬剤 R-31 看護アセ		◇
		□ 効果的に鎮痛薬を使用し、疼痛緩和とストレスの軽減を図ることができる			◇
		□ 日中の家族との面会時間を多くとるなど、覚醒と睡眠リズムを整える配慮ができる			◇
		□ 転倒やルート・ドレーン類の抜去に注意することができる			◇
		□ 術前から身体的・精神状態を把握し、誘発因子の減少に努めることができる			◇
		□ 精神疾患が疑われる患者の場合、専門医にコンサルトすることができる			☆
	□Ⅲ-5.4.6 CAM-ICUについて理解している	□ CAM-ICUを用いて、せん妄を評価できる	完全2 P61		◇
	□Ⅲ-5.4.7 ICDSCについて理解している	□ ICDSCを用いて、せん妄を評価できる	完全2 P61		◇
□Ⅲ-5.5 認知症	□Ⅲ-5.5.1 認知症の症状について理解している	□ 認知症の症状について説明できる	R-18 脳卒中 J-06 フィ理	○	
	□Ⅲ-5.5.2 認知症を評価するスケールについて理解している	□ 適切なスケールを用いて、認知症を評価できる	R-51 認知症		◇
	□Ⅲ-5.5.3 認知症の治療と対処について理解している	□ 認知症の治療薬と対処（抑制）について説明できる	R-51 認知症 J-10 フレイル フィジ P214-P215		◇

大項目	中項目	小項目	確認印
／5	／20	／43	

中項目の点数は P153 に転記して下さい

Ⅲ 離床を行う上での基礎技術

Ⅲ-6. フィジカルアセスメント（消化器状態）

大項目	中項目	小項目	リンク・備考	回答	レベル
□Ⅲ-6.1 視診	□Ⅲ-6.1.1 腹部の視診で評価できることについて理解している	□ 腹部の視診で評価できることについて説明できる	J-07 フィ実		○
	□Ⅲ-6.1.2 腹部の視診の方法について理解している	□ 腹部を視診にて評価できる	J-07 フィ実 フィジ P107-P108		○
□Ⅲ-6.2 聴診	□Ⅲ-6.2.1 腹部の聴診位置と病変部位について理解している	□ 腹部の聴診位置と病変部位を確認できる	J-07 フィ実		○
	□Ⅲ-6.2.2 聴診部位について理解している	□ 聴診部位を確認できる	J-07 フィ実 フィジ P108		○
		□ 腸雑音を聴取できる	フィジ P108-P109		○
	□Ⅲ-6.2.3 聴診器を適切に選択することができる	□ 目的にあった聴診器を選択できる	J-07 フィ実		○
	□Ⅲ-6.2.4 適切な聴診方法について理解している	□ 腹部を聴診にて評価できる	J-07 フィ実 フィジ P108-P109		○
	□Ⅲ-6.2.5 腸蠕動音とその特徴について理解している	□ 1分間の腸蠕動音の聴取から病態を推察することができる	J-07 フィ実 フィジ P108-P109		◇
□Ⅲ-6.3 打診	□Ⅲ-6.3.1 腹部の打診により得られる異常打診音について理解している	□ 腹部の打診により得られる異常打診音について説明できる	J-07 フィ実 フィジ P109-P110		◇
	□Ⅲ-6.3.2 腹部の打診方法について理解している	□ 腹部の打診方法について説明できる	J-07 フィ実 フィジ P109-P110		◇
		□ 打診する順番について説明できる	フィジ P109		◇
	□Ⅲ-6.3.3 腹部の打診による消化器官について理解している	□ 消化器官の位置や異常について打診を用いて確認できる	J-07 フィ実 フィジ P109		◇
□Ⅲ-6.4 触診	□Ⅲ-6.4.1 腹部の触診位置と病変部位について理解している	□ 腹部の触診位置と病変部位について説明できる	J-07 フィ実 フィジ P109-P110		○
	□Ⅲ-6.4.2 腹部の触診方法について理解している	□ 腹部を触診にて評価するための観察準備ができる	J-07 フィ実 フィジ P111		○

大項目	中項目	小項目	リンク・備考	回答	レベル
		□ 触診する順番について説明できる			○
		□ 浅触診・深触診の技術を用いて、腹部の状態を確認ができる			◇
		□ 腹部の異常を触診を用いて確認できる			◇
	□Ⅲ-6.4.3 腹部の触診時における筋性防御について理解している	□ 筋性防御について確認ができる	J-07 フィ実 フィジ P111-P112		◇
	□Ⅲ-6.4.4 腹部の触診時における反跳痛について理解している	□ 反跳痛の有無について確認できる	J-07 フィ実 フィジ P111		◇

大項目	中項目	小項目	確認印
／4	／14	／19	

← 中項目の点数は P153 に転記して下さい

Ⅲ-6 フィジカルアセスメント（消化器状態）

Ⅲ　離床を行う上での基礎技術

Ⅲ-7. フィジカルアセスメント（嚥下機能・栄養状態）

大項目	中項目	小項目	リンク・備考	回答	レベル
□Ⅲ-7.1 嚥下機能	□Ⅲ-7.1.1 嚥下機能の評価を 実施できる	□ 口腔内と口唇の観察ができる	R-19 嚥下各論 フィジ P117-P122		○
		□ 歯と義歯の観察ができる	フィジ P119-P120		○
		□ 舌の観察ができる	フィジ P121-P122		○
		□ 簡易評価5つのポイント（舌運動、息止めと鼻呼吸、咳、ヘッドアップ、うがい）について確認できる	フィジ P123-P128		◇
		□ 反復唾液嚥下テストを実施し、評価判定できる	フィジ P126-P127		◇
		□ 改訂水飲みテストを実施し、評価判定できる	フィジ P127		◇
		□ フードテストを実施し、評価判定できる	フィジ P128		◇

大項目	中項目	小項目	確認印
／1	／1	／7	

←　中項目の点数は P153 に転記して下さい

Ⅲ　離床を行う上での基礎技術

Ⅲ-8. 体位変換・ポジショニング手技

大項目	中項目	小項目	リンク・備考	回答	レベル
□Ⅲ-8.1 ポジショニング （背臥位）	□Ⅲ-8.1.1 実施目的について 理解している	□背臥位が有用な場合を2つ以上挙げられる	K-04　ベーシ J-01　体位変換 J-08　人工実技 脳ガイド P185		◯
	□Ⅲ-8.1.2 利点・弊害・合併 症について理解し ている	□背臥位姿勢の利点について説明できる	K-04　ベーシ J-01　体位変換 J-08　人工実技		◯
		□背臥位姿勢の褥瘡好発部位について説明できる	完全2 P12-P20		◯
		□背臥位姿勢よって起こりうる合併症を2つ以上 挙げられる			◯
	□Ⅲ-8.1.3 注意点・禁忌など について理解して いる	□背臥位が禁忌となる状態（場合）について説明 できる	K-04　ベーシ J-01　体位変換		◯
	□Ⅲ-8.1.4 背臥位にて適切な ポジショニングが 実施できる	□患者を離床した状態（ベッド上端座位）から背 臥位にすることができる	J-01　体位変換 J-08　人工実技		◇
		□患者を離床した状態（ベッド上端座位）から背 臥位にする場合の留意点について説明できる			◇
		□1人の介助者で患者を離床した状態（ベッド上 端座位）から背臥位にすることが困難な場合の 対処法について説明できる			◇
		□クッション等を用いて適切に除圧できる			◇
		□背臥位への姿勢変換後に病衣・シーツを適切に 直すことができる			◇
	□Ⅲ-8.1.5 チェックポイント に沿って最終確認 ができる	□患者の姿勢は適切か確認できる	J-01　体位変換 J-08　人工実技		☆
		□適切に除圧できているか確認できる			☆
		□合併症への配慮がされているか確認できる			☆
□Ⅲ-8.2 ポジショニング （30°側臥位）	□Ⅲ-8.2.1 実施目的について 理解している	□30°側臥位が有用な場合を2つ以上挙げられる	J-01　体位変換 J-08　人工実技		◯
	□Ⅲ-8.2.2 利点・弊害・合併 症について理解し ている	□30°側臥位の利点（効果）について説明できる	J-01　体位変換 J-08　人工実技		◯
		□30°側臥位の褥瘡好発部位について説明できる			◯
		□30°側臥位よって起こりうる合併症を2つ以上 挙げられる			◯
	□Ⅲ-8.2.3 注意点・禁忌など について理解して いる	□30°側臥位となる状態（場合）について説明で きる	J-01　体位変換 J-08　人工実技		◯

大項目	中項目	小項目	リンク・備考	回答	レベル
	□Ⅲ-8.2.4 環境設定への配慮について理解している	□ 30°側臥位に適切なベッド位置・角度の調節ができる	J-01　体位変換 J-08　人工実技		○
		□ 30°側臥位に適切なシーツの調整ができる			○
		□ 30°側臥位に適切なクッションなどを準備できる			○
	□Ⅲ-8.2.5 30°側臥位にて適切なポジショニングが実施できる	□ 患者を背臥位から30°側臥位にすることができる	J-01　体位変換 J-08　人工実技		◇
		□ 患者を背臥位から30°側臥位にする場合の留意点について説明できる			◇
		□ クッション等を用いて適切に除圧できる			◇
		□ 30°側臥位に姿勢変換後、病衣・シーツを適切に直すことができる			◇
	□Ⅲ-8.2.6 チェックポイントに沿って最終確認ができる	□ 患者の状態を確認できる	J-01　体位変換 J-08　人工実技		☆
		□ 患者の姿勢は適切か確認できる			☆
		□ 適切に除圧できているか確認できる			☆
		□ 合併症への配慮がされているか確認できる			☆
□Ⅲ-8.3 ポジショニング（前傾側臥位）	□Ⅲ-8.3.1 実施目的について理解している	□ 前傾側臥位が必要な状態について説明できる	K-05　実技入門 J-01　体位変換 J-08　人工実技 完全2 P176		○
	□Ⅲ-8.3.2 利点・弊害・合併症について理解している	□ 前傾側臥位の利点について説明できる	K-05　実技入門 J-01　体位変換 J-08　人工実技 完全2 P176		○
		□ 前傾側臥位の合併症（褥瘡・神経圧迫等）を3つ以上説明できる	完全2 P177		○
	□Ⅲ-8.3.3 注意点・禁忌などについて理解している	□ 前傾側臥位が禁忌となる状態および前傾側臥位での注意点について説明できる	K-05　実技入門 J-01　体位変換 J-08　人工実技 完全2 P177		○
	□Ⅲ-8.3.4 実施における留意点について理解している	□ クッションによる神経圧迫や点滴類・人工呼吸器回路などの扱いについて説明できる	K-05　実技入門 J-01　体位変換 J-08　人工実技		○
	□Ⅲ-8.3.5 環境設定への配慮について理解している	□ 前傾側臥位を行う前に適切なベッド位置・角度の調節ができる	K-05　実技入門 J-01　体位変換 J-08　人工実技		○
		□ 前傾側臥位を行う前に適切な患者の位置を調整できる	完全2 P176-P177 脳ガイド P186		○
		□ 前傾側臥位を行う前に適切なクッションなどを準備できる	完全2 P176-P177		○

大項目	中項目	小項目	リンク・備考	回答	レベル
	□Ⅲ-8.3.6 前傾側臥位が実施 できる	□ 安全に側方移動ができる	K-05　実技入門 J-01　体位変換 J-08　人工実技 完全2 P176-P177 脳ガイド P186		◇
		□ クッション・枕の位置を調整できる	完全2 P176-P177 脳ガイド P186		◇
		□ 側臥位まで体位変換し、上側の下肢を前に出し 安定した側臥位をとれる	完全2 P176-P177		◇
		□ 肩甲帯・骨盤帯を介助して前傾側臥位をとれる	完全2 P176-P177 脳ガイド186		◇
	□Ⅲ-8.3.7 チェックポイント に沿って最終確認 ができる	□ 患者の状態を確認できる	K-05　実技入門 J-01　体位変換 J-08　人工実技 完全2 P176-P177 脳ガイド P186		☆
		□ 患者の姿勢は適切か確認できる	完全2 P176-P177 脳ガイド P186		☆
		□ 適切に除圧できているか確認できる	完全2 P176-P177 脳ガイド P186		☆
		□ 合併症への配慮がされているか確認できる	完全2 P178		☆
□Ⅲ-8.4 ポジショニング （腹臥位）	□Ⅲ-8.4.1 実施目的について 理解している	□ 腹臥位が必要な状態について説明できる	K-05　実技入門 J-01　体位変換 J-08　人工実技 完全2 P178		○
	□Ⅲ-8.4.2 利点・弊害・合併 症について理解し ている	□ 腹臥位の利点について説明できる	K-05　実技入門 J-01　体位変換 J-08　人工実技 完全2 P178		○
		□ 腹臥位の合併症（褥瘡・ライン類等）について 3つ以上挙げられる			○
	□Ⅲ-8.4.3 注意点・禁忌など について理解して いる	□ 腹臥位が禁忌となる状態および腹臥位での注意 点について説明できる	J-01　体位変換 J-08　人工実技 完全2 P178		○
	□Ⅲ-8.4.4 実施における留意 点について理解し ている	□ 点滴類・人工呼吸器回路などの扱いについて説 明できる	J-01　体位変換 J-08　人工実技 完全2 P178		○
		□ 患者の状態により人工呼吸器回路の取り扱いが 異なる事について説明できる			○

Ⅲ-8　体位変換・ポジショニング手技

大項目	中項目	小項目	リンク・備考	回答	レベル
	□Ⅲ-8.4.5 環境設定への配慮 について理解して いる	□腹臥位を行う前に適切なベッド位置・角度の調 節ができる	J-01　体位変換 J-08　人工実技 完全2 P178-P179		○
		□腹臥位を行う前に適切な患者の位置を調整でき る			○
		□腹臥位を行う前に適切なクッションなどを準備 できる			○
	□Ⅲ-8.4.6 腹臥位が実施でき る	□安全に側方移動ができる	J-01　体位変換 J-08　人工実技 完全2 P178-P179		◇
		□クッション・枕の位置を調整できる			◇
		□下側になる上肢の位置を調整し、側臥位まで体 位変換し、上側の下肢を前に出し安定した側臥 位をとれる			◇
		□2人介助にて腹臥位をとれる			◇
	□Ⅲ-8.4.7 チェックポイント に沿って最終確認 ができる	□患者の状態を確認できる	J-01　体位変換 J-08　人工実技 完全2 P178-P179		☆
		□患者の姿勢は適切か確認できる			☆
		□適切に除圧できているか確認できる			☆
		□合併症への配慮がされているか確認できる			☆
□Ⅲ-8.5 HeadUp座位	□Ⅲ-8.5.1 実施目的について 理解している	□Head Up 座位が必要な状態について説明でき る	K-05　実技入門 J-08　人工実技 脳ガイド P187		○
	□Ⅲ-8.5.2 利点・弊害・合併 症について理解し ている	□Head Up 座位の利点について説明できる	K-05　実技入門 J-08　人工実技 完全2 P180-P181		○
		□Head Up 座位の合併症（褥瘡・ライン類等） を3つ以上説明できる			○
	□Ⅲ-8.5.3 注意点・禁忌など について理解して いる	□Head Up 座位が禁忌となる状態およびヘッド アップでの注意点について説明できる	K-05　実技入門 J-08　人工実技 完全2 P180-P181 脳ガイド P187		○
	□Ⅲ-8.5.4 実施における留意 点について理解し ている	□Head Up 座位を行う上での患者の位置・点滴 類・人工呼吸器回路などの扱いについて説明で きる	K-05　実技入門 J-08　人工実技 完全2 P180-P181 脳ガイド P187		○

大項目	中項目	小項目	リンク・備考	回答	レベル
	□Ⅲ-8.5.5 環境設定への配慮について理解している	□Head Up 座位を行う前に適切なベッド位置・角度の調節ができる	K-05　実技入門 J-08　人工実技 完全2 P180-P181 脳ガイド P187		○
		□Head Up 座位を行う前に適切な患者の位置を調整できる			○
		□Head Up 座位を行う前に適切なクッションなどを準備できる			○
	□Ⅲ-8.5.6 HeadUp座位を実施できる	□安全に上方移動ができる	K-04　ベーシ K-05　実技入門 J-08　人工実技 完全2 P180-P181 脳ガイド P187		◇
		□患者の位置を調整できる			◇
		□下肢から上げ、適切な位置までHead Up できる			◇
		□背抜き等の褥瘡対策ができる			◇
	□Ⅲ-8.5.7 チェックポイントに沿って最終確認ができる	□患者の状態を確認できる	K-04　ベーシ K-05　実技入門 J-08　人工実技 完全2 P180-181 脳ガイド P187		☆
		□患者の姿勢は適切か確認できる			☆
		□適切に除圧できているか確認できる			☆
		□合併症への配慮がされているか確認できる			☆
□Ⅲ-8.6 端坐位	□Ⅲ-8.6.1 実施目的について理解している	□端坐位が必要な状態について説明できる	K-05　実技入門 J-08　人工実技		○
	□Ⅲ-8.6.2 利点・弊害・合併症について理解している	□端坐位の利点について説明できる	K-05　実技入門 J-08　人工実技		○
		□端坐位の合併症（褥瘡・起立性低血圧等）を3つ以上説明できる			○
	□Ⅲ-8.6.3 注意点・禁忌などについて理解している	□端坐位が禁忌となる状態および端坐位での注意点について説明できる	K-05　実技入門 J-08　人工実技		○
	□Ⅲ-8.6.4 実施における留意点について理解している	□端坐位を行う上での患者の位置・点滴類・人工呼吸器回路などの扱いについて説明できる	K-05　実技入門 J-08　人工実技		○
	□Ⅲ-8.6.5 環境設定への配慮について理解している	□端坐位を行う前に適切なベッド位置・高さの調節ができる	K-05　実技入門 J-08　人工実技		○
		□端坐位を行う前に適切な患者の位置を調整できる			○

大項目	中項目	小項目	リンク・備考	回答	レベル
		□ 端坐位を行う前に適切な周辺機器の準備・調整ができる			○
	□Ⅲ-8.6.6 端坐位を実施できる	□ 側臥位経由またはヘッドアップ経由を選択できる	K-04 ベーシ K-05 実技入門 J-02 移乗動作		◇
		□ 患者の位置を調整できる			◇
		□ 患者の残存機能を活かした介助ができる			◇
		□ ライン類への配慮が行え、起立性低血圧への対応が行える			◇
	□Ⅲ-8.6.7 チェックポイントに沿って最終確認ができる	□ 患者の状態を確認できる	K-04 ベーシ K-05 実技入門 J-02 移乗動作		☆
		□ 患者の姿勢は適切か確認できる			☆
		□ 安全な姿勢が保てているか確認できる			☆
		□ 合併症への配慮がされているか確認できる	脳ガイド P188		☆
□Ⅲ-8.7 車椅子坐位	□Ⅲ-8.7.1 実施目的について理解している	□ 車椅子坐位が必要な状態について説明できる	K-04 ベーシ K-05 実技入門 J-02 移乗動作 J-16 シート 脳ガイド P188		○
	□Ⅲ-8.7.2 利点・弊害・合併症について理解している	□ 車椅子坐位の利点について説明できる	K-04 ベーシ K-05 実技入門 J-02 移乗動作 J-16 シート 脳ガイド P188		○
		□ 車椅子坐位の合併症（褥瘡・拘縮等）を3つ以上説明できる			○
	□Ⅲ-8.7.3 注意点・禁忌などについて理解している	□ 車椅子坐位が禁忌となる状態および車椅子坐位での注意点について説明できる	K-04 ベーシ K-05 実技入門 J-02 移乗動作		○
	□Ⅲ-8.7.4 実施における留意点について理解している	□ 車椅子坐位を行う上での患者の位置・点滴類・人工呼吸器回路などの扱いについて説明できる	K-04 ベーシ K-05 実技入門 J-02 移乗動作 完全2 P183-P184 脳ガイド P204-P219		○
	□Ⅲ-8.7.5 環境設定への配慮について理解している	□ 車椅子坐位を行う前に適切な車椅子の選定・座面等の調節ができる	K-04 ベーシ K-05 実技入門 J-02 移乗動作 J-16 シート 脳ガイド P188		○
		□ 車椅子坐位を行う前に適切な患者の位置を調整できる			○
		□ 車椅子坐位を行う前に適切な周辺機器の準備・調整ができる			○

大項目	中項目	小項目	リンク・備考	回答	レベル
	□Ⅲ-8.7.6 車椅子坐位保持が 実施できる	□ 患者の位置を調整できる	K-04　ベーシ K-05　実技入門 J-02　移乗動作 J-16　シート 脳ガイド P188		◇
		□ 患者の残存機能を活かし、ADL拡大への準備 　ができる			◇
		□ ライン類への配慮が行え、車椅子自走に向けた 　準備ができる			◇
	□Ⅲ-8.7.7 チェックポイント に沿って最終確認 ができる	□ 患者の状態を確認できる	K-04　ベーシ K-05　実技入門 J-02　移乗動作 J-16　シート 脳ガイド P188		☆
		□ 患者の姿勢は適切か確認できる			☆
		□ 安全な姿勢が保てているか確認できる			☆
		□ 合併症への配慮がされているか確認できる			☆

大項目	中項目	小項目	確認印
／7	／46	／109	

Ⅲ-8 体位変換・ポジショニング手技

中項目の点
数は P153
に転記して
下さい

Ⅲ　離床を行う上での基礎技術

Ⅲ-9. 床上介助手技

大項目	中項目	小項目	リンク・備考	回答	レベル
□Ⅲ-9.1 ベッド上での上方移動	□Ⅲ-9.1.1 実施目的について理解している	□ベッド上での上方移動が必要な場面について説明できる	J-01 体位変換 脳ガイド P189		○
		□ベッド上での上方移動を実施する必要性について模擬患者に説明できる			○
	□Ⅲ-9.1.2 利点・弊害・合併症について理解している	□ベッド上での上方移動する利点について説明できる	J-01 体位変換 脳ガイド P189		○
		□ベッド上での上方移動を行うことで起こりうる合併症について説明できる			○
	□Ⅲ-9.1.3 注意点・禁忌などについて理解している	□ベッド上での上方移動が禁忌となる場合について説明できる	J-01 体位変換 完全2 P174 脳ガイド P189		○
	□Ⅲ-9.1.4 環境設定への配慮について理解している	□ベッド上での上方移動の実施に必要なベッドの調整ができる	J-01　体位変換 完全2 P174 脳ガイド P189		○
	□Ⅲ-9.1.5 ベッド上での上方移動が実施できる	□上肢のみ動作協力できる模擬患者のベッド上での上方移動が実施できる	J-01 体位変換 完全2 P174		◇
		□下肢のみ動作協力できる模擬患者のベッド上での上方移動が実施できる			◇
		□背面に褥瘡がある場合のベッド上での上方移動が実施できる			◇
		□体格が大きい場合のベッド上での上方移動が実施できる			◇
	□Ⅲ-9.1.6 チェックポイントに沿って最終確認ができる	□十分移動できているか確認できる	J-01 体位変換		☆
		□介助法は適切であったか確認できる			☆
		□合併症への配慮はされていたか確認できる			☆
		□移動後のポジショニングは適切にできたか確認できる			☆
□Ⅲ-9.2 ベッド上での側方移動	□Ⅲ-9.2.1 実施目的について理解している	□ベッド上での側方移動が必要な場面について説明できる	K-05 実技入門 J-01 体位変換 脳ガイド P190		○
		□ベッド上での側方移動を実施する必要性について模擬患者に説明できる			○
	□Ⅲ-9.2.2 利点・弊害・合併症について理解している	□ベッド上での側方移動する利点について説明できる	K-05 実技入門 J-01 体位変換 脳ガイド P190		○
		□ベッド上での側方移動を行うことで起こりうる合併症について説明できる			○

大項目	中項目	小項目	リンク・備考	回答	レベル
	□Ⅲ-9.2.3 注意点・禁忌など について理解して いる	□ ベッド上での側方移動が禁忌となる場合につい て説明できる	K-05 実技入門 J-01 体位変換 脳ガイド P190	○	
	□Ⅲ-9.2.4 環境設定への配慮 について理解して いる	□ ベッド上での側方移動の実施に必要なベッドの 調整ができる	K-05 実技入門 J-01 体位変換 完全2 P175 脳ガイド P190	○	
	□Ⅲ-9.2.5 側方移動が実施で きる	□ 片側の手を仙骨に、もう片側の手を上前腸骨棘 に当てることができる	K-05 実技入門 J-01 体位変換 完全2 P175 脳ガイド P190		◇
		□ 脊椎に過度のストレスを与えず、骨盤回旋が行 える			◇
		□ 骨盤の回旋を利用し、体幹の側方移動が行える			◇
		□ 肩甲帯も同様の手順で側方移動が行える			◇
		□ 頭部および下肢の位置を整えられる			◇
		□ 患者の両膝を立て、骨盤周囲からの介助にて体 幹の側方移動が行える			◇
		□ 患者の肩峰および大転子の摩擦軽減に配慮し側 臥位にできる			◇
		□ 骨盤前後から患者を支え側方移動ができる			◇
		□ 肩峰も同様に行える			◇
		□ 頭部および下肢の位置が整えられる			◇
		□ 患者を前腕に乗せ（バスタオル使用時は患者の 近くを持ち）介助者同士タイミングをあわせて 側方移動が行える			◇
	□Ⅲ-9.2.6 チェックポイント に沿って最終確認 ができる	□ 十分移動できているか確認できる	K-05 実技入門 J-01 体位変換 脳ガイド P190		☆
		□ 介助法は適切であったか確認できる			☆
		□ 合併症への配慮はされていたか確認できる			☆
		□ 移動後のポジショニングは適切にできたか確認 できる			☆
□Ⅲ-9.3 起き上がり	□Ⅲ-9.3.1 実施目的について 理解している	□ 起き上がり介助が必要な場面について説明でき る	K-05 実技入門 J-08 人工実技 完全2 P181-P182 脳ガイド P192-P193	○	
	□Ⅲ-9.3.2 利点・弊害・合併 症について理解し ている	□ 起き上がり介助を行う利点について説明できる	K-05 実技入門 J-08 人工実技 完全2 P181-P182 脳ガイド P192-P193	○	

Ⅲ-9 床上介助手技

大項目	中項目	小項目	リンク・備考	回答	レベル
		□ 起き上がり介助を行うことで起こりうる合併症について説明できる			○
	□Ⅲ-9.3.3 注意点・禁忌などについて理解している	□ 起き上り介助が禁忌となる場合について説明できる	K-05 実技入門 J-08 人工実技		○
	□Ⅲ-9.3.4 実施における留意点について理解している	□ 起立性低血圧や起き上がり・端坐位に慣れていない患者について留意することができる	K-05 実技入門 J-08 人工実技 完全2 P181-P182 脳ガイド P192-P193		○
	□Ⅲ-9.3.5 環境設定への配慮について理解している	□ 起き上がり実施に必要なベッドの調整ができる	K-05 実技入門 J-08 人工実技 完全2 P181-P182 脳ガイド P192-P193		○
	□Ⅲ-9.3.6 起き上がりが実施できる	□ 適切な位置までヘッドアップができる	K-04 ベーシック K-05 実技入門 J-08 人工実技 完全2 P182 脳ガイド P193		◇
		□ 適切な位置で側臥位がとれる			◇
		□ 腰を中心に下肢を下ろしながら上半身を起こすことができる			◇
		□ 上肢の協力が得られる場合は残存機能を発揮させながら介助を行える			◇
		□ 肩甲帯および下肢の介助により臀部を中心に回転しながら端坐位まで介助が行える			◇
	□Ⅲ-9.3.7 チェックポイントに沿って最終確認ができる	□ 起立性低血圧への配慮はできているか確認できる	K-04 ベーシック K-05 実技入門 J-08 人工実技		☆
		□ 患者の状況に合わせた介助法は適切であったか確認できる			☆
		□ 合併症への配慮はされていたか確認できる			☆
		□ 移動後のポジショニングは適切にできたか確認できる			☆
□Ⅲ-9.4 いざり動作	□Ⅲ-9.4.1 実施目的について理解している	□ いざり動作が必要な場面について説明できる			○
	□Ⅲ-9.4.2 利点・弊害・合併症について理解している	□ いざり動作を行う利点について説明できる			○
		□ いざり動作を行うことで起こりうる合併症について説明できる			○

大項目	中項目	小項目	リンク・備考	回答	レベル
	□Ⅲ-9.4.3 注意点・禁忌など について理解して いる	□ いざり動作が禁忌となる場合について説明でき る			○
	□Ⅲ-9.4.4 実施における留意 点について理解し ている	□ 実施における留意点について説明できる	完全2 P182-P183		○
	□Ⅲ-9.4.5 環境設定への配慮 について理解して いる	□ 実施に必要なベッドの調整ができる	完全2 P182-P183		○
	□Ⅲ-9.4.6 いざり動作が実施 できる	□ 患者の残存機能を把握し、適切な部分を介助で きる	完全2 P182-P183		◇
		□ 点滴類などに配慮した介助が行える			◇
		□ 摩擦などによる合併症に配慮した動作が行える			◇
	□Ⅲ-9.4.7 チェックポイント に沿って最終確認 ができる	□ 残存機能の把握はできているか確認できる			☆
		□ 患者の状況に合わせた介助法は適切であったか 確認できる			☆
		□ 合併症への配慮はされていたか確認できる			☆
		□ 移動中の動作は適切にできたか確認できる			☆

Ⅲ-9 床上介助手技

大項目	中項目	小項目	確認印
／4	／26	／63	

← 中項目の点数は P153 に転記して下さい

Ⅲ　離床を行う上での基礎技術

Ⅲ-10. 移動移乗介助手技

大項目	中項目	小項目	リンク・備考	回答	レベル
□Ⅲ-10.1 立ち上がり	□Ⅲ-10.1.1 実施目的について 理解している	□ 実施目的について説明できる	K-04 ベーシ K-05 実技入門 J-02 移乗動作 J-07 フィ実		○
	□Ⅲ-10.1.2 利点・弊害・合併 症について理解し ている	□ 立ち上がりの利点について説明できる	K-04 ベーシ K-05 実技入門 J-02 移乗動作 J-07 フィ実		○
		□ 立ち上がりによって起こりうる合併症・弊害を 2つ以上挙げられる			○
	□Ⅲ-10.1.3 注意点・禁忌など について理解して いる	□ 立ち上がりが禁忌となる場合について説明でき る	K-04 ベーシ K-05 実技入門 J-02 移乗動作 J-07 フィ実		○
	□Ⅲ-10.1.4 環境設定への配慮 について理解して いる	□ 実施に必要なベッド（椅子）の位置、高さの調 節ができる	K-04 ベーシ K-05 実技入門 J-02 移乗動作 J-07 フィ実 完全2 P186 脳ガイド P194		○
	□Ⅲ-10.1.5 立ち上がりが実施 できる	□ 立ち上がりの介助量を確認できる	K-04 ベーシ K-05 実技入門 J-02 移乗動作 J-07 フィ実 完全2 P54 フィジ P84-P85		◇
		□ 座位から立ち上がる時に適切に介助することが できる			◇
		□ 座位から立ち上がる場合の留意点を2つ以上説 明できる			◇
	□Ⅲ-10.1.6 チェックポイント に沿って最終確認 ができる	□ 患者の状態を確認できる	K-04 ベーシ K-05 実技入門 J-02 移乗動作 J-07 フィ実 完全2 P186 脳ガイド P194		☆
		□ 立ち上がりが安全に行えたか確認できる			☆
		□ 合併症・弊害について配慮がされていたか確認 できる			☆
□Ⅲ-10.2 歩行	□Ⅲ-10.2.1 実施目的について 理解している	□ 実施目的について説明できる	K-04 ベーシ		○
	□Ⅲ-10.2.2 利点・弊害・合併 症について理解し ている	□ 歩行の利点について説明できる	K-04 ベーシ		○
		□ 歩行することによって起こりうる合併症を2つ 以上挙げられる			○

大項目	中項目	小項目	リンク・備考	回答	レベル
	□Ⅲ-10.2.3 注意点・禁忌などについて理解している	□ 歩行が禁忌となる場合について説明できる	K-04 ベーシ		○
	□Ⅲ-10.2.4 環境設定への配慮について理解している	□ 適切な介助靴・装具・歩行補助具の選択と調整ができる	K-04 ベーシ R-37 装具 脳ガイド P198 P209-P212		○
		□ 歩行可能範囲を確認できる			○
	□Ⅲ-10.2.5 歩行が実施できる	□ 適切な歩行の介助量を設定できる	K-04 ベーシ 脳ガイド P198		◇
		□ 歩行を開始する際の留意点について説明できる			◇
		□ 適切な装具・歩行補助具の選択ができる			◇
		□ 病態にあわせた歩行を選択できる			◇
	□Ⅲ-10.2.6 チェックポイントに沿って最終確認ができる	□ 患者の状態を確認ができる	K-04 ベーシ 脳ガイド P198		☆
		□ 歩行が安全に行えたか確認できる			☆
		□ 合併症・弊害について配慮がされたか確認できる			☆
□Ⅲ-10.3 移乗動作 （膝ブロック法）	□Ⅲ-10.3.1 実施目的について理解している	□ 膝ブロック法を選択する理由について説明できる	J-02 移乗動作		○
	□Ⅲ-10.3.2 利点・弊害・合併症について理解している	□ 膝ブロック法の利点について説明できる	J-02 移乗動作		○
		□ 膝ブロック法によって起こりうる合併症・弊害を2つ以上挙げられる			○
	□Ⅲ-10.3.3 注意点・禁忌などについて理解している	□ 膝ブロック法が禁忌となる場合について説明できる	J-02 移乗動作		○
	□Ⅲ-10.3.4 環境設定への配慮について理解している	□ 膝ブロック法を行う前に適切な車椅子の位置、ベッドの高さの調節ができる	J-02 移乗動作		○
	□Ⅲ-10.3.5 膝ブロック法が実施できる	□ 患者の介助量を確認できる	J-02 移乗動作		◇
		□ 患者と自分の適切な位置関係・姿勢でスタートポジションをとることができる			◇
		□ 膝ブロック法を実施しながら移乗することができる			◇
	□Ⅲ-10.3.6 チェックポイントに沿って最終確認ができる	□ 患者の状態を確認できる	J-02 移乗動作		☆
		□ 適切な介助であったか確認できる			☆

大項目	中項目	小項目	リンク・備考	回答	レベル
		□ 合併症・弊害について配慮がされていたか確認できる			☆
□Ⅲ-10.4 移乗動作 (外側膝ブロック法)	□Ⅲ-10.4.1 実施目的について理解している	□ 外側膝ブロック法を選択する理由について説明できる	J-02 移乗動作		○
	□Ⅲ-10.4.2 利点・弊害・合併症について理解している	□ 外側膝ブロック法の利点について説明できる	J-02 移乗動作		○
		□ 外側膝ブロック法によって起こりうる合併症・弊害を2つ以上挙げられる			○
	□Ⅲ-10.4.3 注意点・禁忌などについて理解している	□ 外側膝ブロック法が禁忌となる場合について説明できる	J-02 移乗動作		○
	□Ⅲ-10.4.4 環境設定への配慮について理解している	□ 外側膝ブロック法を行う前に適切な車椅子の位置、ベッドの高さの調節ができる	J-02 移乗動作		○
	□Ⅲ-10.4.5 外側膝ブロック法が実施できる	□ 患者の介助量を確認できる	J-02 移乗動作		◇
		□ 患者と自分の適切な位置関係・姿勢でスタートポジションをとることができる			◇
		□ 外側膝ブロック法を実施しながら移乗することができる			◇
	□Ⅲ-10.4.6 チェックポイントに沿って最終確認ができる	□ 患者の状態を確認できる	J-02 移乗動作		☆
		□ 適切な介助であったか確認できる			☆
		□ 合併症・弊害について配慮がされていたか確認できる			☆
□Ⅲ-10.5 移乗動作 (Hold & Cover(変法))	□Ⅲ-10.5.1 実施目的について理解している	□ Hold & Cover(変法)を選択する理由について説明できる	J-02 移乗動作 完全2 P188		○
	□Ⅲ-10.5.2 利点・弊害・合併症について理解している	□ Hold & Cover(変法)の利点について説明できる	J-02 移乗動作 完全2 P188		○
		□ Hold & Cover(変法)によって起こりうる合併症・弊害を2つ以上挙げられる			○
	□Ⅲ-10.5.3 注意点・禁忌などについて理解している	□ Hold & Cover(変法)が禁忌となる場合について説明できる	J-02 移乗動作 完全2 P188		○
	□Ⅲ-10.5.4 環境設定への配慮について理解している	□ Hold & Cover(変法)を行う前に適切な車椅子の位置、ベッドの高さの調節ができる	J-02 移乗動作 完全2 P188		○

大項目	中項目	小項目	リンク・備考	回答	レベル
	□Ⅲ-10.5.5 Hold & Cover(変法)が 実施できる	□ 患者の介助量を確認できる	J-02 移乗動作 完全2 P188		◇
		□ 患者と自分の適切な位置関係・姿勢でスタートポジションをとることができる			◇
		□ Hold & Cover(変法)を実施しながら移乗することができる			◇
	□Ⅲ-10.5.6 チェックポイントに沿って最終確認ができる	□ 患者の状態を確認できる	J-02 移乗動作 完全2 P188		☆
		□ 適切な介助であったか確認できる			☆
		□ 合併症・弊害について配慮がされていたか確認できる			☆
□Ⅲ-10.6 移乗動作（Hold & Cover(手掴み法)）	□Ⅲ-10.6.1 実施目的について理解している	□ Hold & Cover(手掴み法)を選択する理由について説明できる	J-02 移乗動作		○
	□Ⅲ-10.6.2 利点・弊害・合併症について理解している	□ Hold & Cover(手掴み法)の利点について説明できる	J-02 移乗動作		○
		□ Hold & Cover(手掴み法)によって起こりうる合併症・弊害を2つ以上挙げられる			○
	□Ⅲ-10.6.3 注意点・禁忌などについて理解している	□ Hold & Cover(手掴み法)が禁忌となる場合について説明できる	J-02 移乗動作		○
	□Ⅲ-10.6.4 環境設定への配慮について理解している	□ Hold & Cover(手掴み法)を行う前に適切な車椅子の位置、ベッドの高さの調節ができる	J-02 移乗動作		○
	□Ⅲ-10.6.5 Hold & Cover(手掴み法)が実施できる	□ 患者の介助量を確認できる	J-02 移乗動作		◇
		□ 患者と自分の適切な位置関係・姿勢でスタートポジションをとることができる			◇
		□ Hold & Cover(手掴み法)を実施しながら移乗することができる			◇
	□Ⅲ-10.6.6 チェックポイントに沿って最終確認ができる	□ 患者の状態を確認できる	J-02 移乗動作		☆
		□ 適切な介助であったか確認できる			☆
		□ 合併症・弊害について配慮がされていたか確認できる			☆
□Ⅲ-10.7 移乗動作 （後方介助法）	□Ⅲ-10.7.1 実施目的について理解している	□ 後方介助法を選択する理由について説明できる	J-02 移乗動作 完全2 P188		○

大項目	中項目	小項目	リンク・備考	回答	レベル
	□Ⅲ-10.7.2 利点・弊害・合併症について理解している	□ 後方介助法の利点について説明できる	J-02 移乗動作 完全2 P188		○
		□ 後方介助法によって起こりうる合併症・弊害を2つ以上挙げられる			○
	□Ⅲ-10.7.3 注意点・禁忌などについて理解している	□ 後方介助法が禁忌となる場合について説明できる	J-02 移乗動作 完全2 P188		○
	□Ⅲ-10.7.4 環境設定への配慮について理解している	□ 後方介助法を行う前に適切な車椅子の位置、ベッドの高さの調節ができる	J-02 移乗動作 完全2 P188		○
	□Ⅲ-10.7.5 後方介助法が実施できる	□ 患者の介助量を確認できる	J-02 移乗動作 完全2 P188		◇
		□ 患者と自分の適切な位置関係・姿勢でスタートポジションをとることができる			◇
		□ 後方介助法を実施しながら移乗することができる			◇
	□Ⅲ-10.7.6 チェックポイントに沿って最終確認ができる	□ 患者の状態を確認できる	J-02 移乗動作		☆
		□ 適切な介助であったか確認できる			☆
		□ 合併症・弊害について配慮がされていたか確認できる			☆
□Ⅲ-10.8 移乗動作（上肢抱え込み法）	□Ⅲ-10.8.1 実施目的について理解している	□ 上肢抱え込み法を選択する理由について説明できる	J-02 移乗動作		○
	□Ⅲ-10.8.2 利点・弊害・合併症について理解している	□ 上肢抱え込み法の利点について説明できる	J-02 移乗動作		○
		□ 上肢抱え込み法によって起こりうる合併症・弊害を2つ以上挙げられる			○
	□Ⅲ-10.8.3 注意点・禁忌などについて理解している	□ 上肢抱え込み法が禁忌となる場合について説明できる	J-02 移乗動作		○
	□Ⅲ-10.8.4 環境設定への配慮について理解している	□ 上肢抱え込み法を行う前に適切な車椅子の位置、ベッドの高さの調節ができる	J-02 移乗動作		○
	□Ⅲ-10.8.5 上肢抱え込み法が実施できる	□ 患者の介助量を確認できる	J-02 移乗動作		◇
		□ 患者と自分の適切な位置関係・姿勢でスタートポジションをとることができる			◇
		□ 上肢抱え込み法を実施しながら移乗することができる			◇

大項目	中項目	小項目	リンク・備考	回答	レベル
	□Ⅲ-10.8.6 チェックポイントに沿って最終確認ができる	□ 患者の状態を確認できる	J-02 移乗動作		☆
		□ 適切な介助であったか確認できる			☆
		□ 合併症・弊害について配慮がされていたか確認できる			☆
□Ⅲ-10.9 移乗動作（膝もたれ法）	□Ⅲ-10.9.1 実施目的について理解している	□ 膝もたれ法を選択する理由について説明できる	K-05 実技入門 J-02 移乗動作 完全2 P189 脳ガイド P196	○	
	□Ⅲ-10.9.2 利点・弊害・合併症について理解している	□ 膝もたれ法の利点について説明できる	K-05 実技入門 J-02 移乗動作 完全2 P189 脳ガイド P196	○	
		□ 膝もたれ法によって起こりうる合併症・弊害を2つ以上挙げられる		○	
	□Ⅲ-10.9.3 注意点・禁忌などについて理解している	□ 膝もたれ法が禁忌となる場合について説明できる	K-05 実技入門 J-02 移乗動作 完全2 P189 脳ガイド P196	○	
	□Ⅲ-10.9.4 環境設定への配慮について理解している	□ 膝もたれ法を行う前に適切な車椅子の位置、ベッドの高さの調節ができる	K-05 実技入門 J-02 移乗動作 完全2 P189 脳ガイド P196	○	
	□Ⅲ-10.9.5 膝もたれ法が実施できる	□ 患者の介助量を確認できる	K-05 実技入門 J-02 移乗動作 完全2 P189 脳ガイド P196		◇
		□ 患者と自分の適切な位置関係・姿勢でスタートポジションをとることができる			◇
		□ 膝もたれ法を実施しながら移乗することができる			◇
	□Ⅲ-10.9.6 チェックポイントに沿って最終確認ができる	□ 患者の状態を確認できる	K-05 実技入門 J-02 移乗動作		☆
		□ 適切な介助であったか確認できる			☆
		□ 合併症・弊害について配慮がされていたか確認できる			☆
□Ⅲ-10.10 移乗動作（膝もたれ法：腋窩・腰部介助）	□Ⅲ-10.10.1 実施目的について理解している	□ 膝もたれ法（腋窩・腰部介助）を選択する理由について説明できる	J-02 移乗動作		○
	□Ⅲ-10.10.2 利点・弊害・合併症について理解している	□ 膝もたれ法（腋窩・腰部介助）の利点について説明できる	J-02 移乗動作		○
		□ 膝もたれ法（腋窩・腰部介助）によって起こりうる合併症・弊害を2つ以上挙げられる			○
	□Ⅲ-10.10.3 注意点・禁忌などについて理解している	□ 膝もたれ法（腋窩・腰部介助）が禁忌となる場合について説明できる	J-02 移乗動作		○

大項目	中項目	小項目	リンク・備考	回答	レベル
	□Ⅲ-10.10.4 環境設定への配慮について理解している	□ 膝もたれ法（腋窩・腰部介助）を行う前に適切な車椅子の位置、ベッドの高さの調節ができる	J-02 移乗動作		○
	□Ⅲ-10.10.5 膝もたれ法（腋窩、腰部介助）が実施できる	□ 患者の介助量を確認できる	J-02 移乗動作		◇
		□ 患者と自分の適切な位置関係・姿勢でスタートポジションをとることができる			◇
		□ 膝もたれ法を実施しながら移乗することができる			◇
	□Ⅲ-10.10.6 チェックポイントに沿って最終確認ができる	□ 患者の状態を確認できる	J-02 移乗動作		☆
		□ 適切な介助であったか確認できる			☆
		□ 合併症・弊害について配慮がされていたか確認できる			☆
□Ⅲ-10.11 移乗動作（かつぎ法：全介助）	□Ⅲ-10.11.1 実施目的について理解している	□ かつぎ法を選択する理由について説明できる	K-05 実技入門 J-02 移乗動作 完全2 P189 脳ガイド P196		○
	□Ⅲ-10.11.2 利点・弊害・合併症について理解している	□ かつぎ法の利点について説明できる	K-05 実技入門 J-02 移乗動作 完全2 P189 脳ガイド P196		○
		□ かつぎ法によって起こりうる合併症・弊害を2つ以上挙げられる			○
	□Ⅲ-10.11.3 注意点・禁忌などについて理解している	□ かつぎ法が禁忌となる場合について説明できる	K-05 実技入門 J-02 移乗動作 完全2 P189 脳ガイド P196		○
	□Ⅲ-10.11.4 環境設定への配慮について理解している	□ かつぎ法を行う前に適切な車椅子の位置、ベッドの高さの調節ができる	K-05 実技入門 J-02 移乗動作 完全2 P189 脳ガイド P196		○
	□Ⅲ-10.11.5 かつぎ法（全介助）が実施できる	□ 患者の介助量を確認できる	K-05 実技入門 J-02 移乗動作 完全2 P189 脳ガイド P196		◇
		□ 患者と自分の適切な位置関係・姿勢でスタートポジションをとることができる			◇
		□ かつぎ法を実施しながら移乗することができる			◇
	□Ⅲ-10.11.6 チェックポイントに沿って最終確認ができる	□ 患者の状態を確認できる	K-05 実技入門 J-02 移乗動作		☆
		□ 適切な介助であったか確認できる			☆
		□ 合併症・弊害について配慮がされていたか確認できる			☆

大項目	中項目	小項目	リンク・備考	回答	レベル
□Ⅲ-10.12 移乗動作 （かつぎ法：膝ブロック）	□Ⅲ-10.12.1 実施目的について理解している	□かつぎ法（膝ブロック）を選択する理由について説明できる	J-02 移乗動作		○
	□Ⅲ-10.12.2 利点・弊害・合併症について理解している	□かつぎ法（膝ブロック）の利点について説明できる	J-02 移乗動作		○
		□かつぎ法（膝ブロック）によって起こりうる合併症・弊害を2つ以上挙げられる			○
	□Ⅲ-10.12.3 注意点・禁忌などについて理解している	□かつぎ法（膝ブロック）が禁忌となる場合について説明できる	J-02 移乗動作		○
	□Ⅲ-10.12.4 環境設定への配慮について理解している	□かつぎ法（膝ブロック）を行う前に適切な車椅子の位置、ベッドの高さの調節ができる	J-02 移乗動作		○
	□Ⅲ-10.12.5 かつぎ法（膝ブロック）が実施できる	□患者の介助量を確認できる	J-02 移乗動作		◇
		□患者と自分の適切な位置関係・姿勢でスタートポジションをとることができる			◇
		□かつぎ法（膝ブロック）を実施しながら移乗することができる			◇
	□Ⅲ-10.12.6 チェックポイントに沿って最終確認ができる	□患者の状態を確認できる	J-02 移乗動作		☆
		□適切な介助であったか確認できる			☆
		□合併症・弊害について配慮がされていたか確認できる			☆
□Ⅲ-10.13 移乗動作 （かつぎ法：手置き）	□Ⅲ-10.13.1 実施目的について理解している	□かつぎ法（手置き）を選択する理由について説明できる	J-02 移乗動作		○
	□Ⅲ-10.13.2 利点・弊害・合併症について理解している	□かつぎ法（手置き）の利点について説明できる	J-02 移乗動作		○
		□かつぎ法（手置き）によって起こりうる合併症・弊害を2つ以上挙げられる			○
	□Ⅲ-10.13.3 注意点・禁忌などについて理解している	□かつぎ法（手置き）が禁忌となる場合について説明できる	J-02 移乗動作		○
	□Ⅲ-10.13.4 環境設定への配慮について理解している	□かつぎ法（手置き）を行う前に適切な車椅子の位置、ベッドの高さの調節ができる	J-02 移乗動作		○
	□Ⅲ-10.13.5 かつぎ法（手置き）が実施できる	□患者の介助量を確認できる	J-02 移乗動作		◇

大項目	中項目	小項目	リンク・備考	回答	レベル
		□ 患者と自分の適切な位置関係・姿勢でスタートポジションをとることができる			◇
		□ かつぎ法（手置き）を実施しながら移乗することができる			◇
	□Ⅲ-10.13.6 チェックポイントに沿って最終確認ができる	□ 患者の状態を確認できる	J-02 移乗動作		☆
		□ 適切な介助であったか確認できる			☆
		□ 合併症・弊害について配慮がされていたか確認できる			☆
□Ⅲ-10.14 移乗動作（かつぎ法：足抱え）	□Ⅲ-10.14.1 実施目的について理解している	□ かつぎ法（足抱え）を選択する理由について説明できる	J-02 移乗動作		○
	□Ⅲ-10.14.2 利点・弊害・合併症について理解している	□ かつぎ法（足抱え）の利点について説明できる	J-02 移乗動作		○
		□ かつぎ法（足抱え）によって起こりうる合併症・弊害を2つ以上挙げられる			○
	□Ⅲ-10.14.3 注意点・禁忌などについて理解している	□ かつぎ法（足抱え）が禁忌となる場合について説明できる	J-02 移乗動作		○
	□Ⅲ-10.14.4 環境設定への配慮について理解している	□ かつぎ法（足抱え）を行う前に適切な車椅子の位置、ベッドの高さの調節ができる	J-02 移乗動作		○
	□Ⅲ-10.14.5 かつぎ法（足抱え）が実施できる	□ 患者の介助量を確認できる	J-02 移乗動作		◇
		□ 患者と自分の適切な位置関係・姿勢でスタートポジションをとることができる			◇
		□ かつぎ法（手置き）を実施しながら移乗することができる			◇
	□Ⅲ-10.14.6 チェックポイントに沿って最終確認ができる	□ 患者の状態を確認できる	J-02 移乗動作		☆
		□ 適切な介助であったか確認できる			☆
		□ 合併症・弊害について配慮がされていたか確認できる			☆
□Ⅲ-10.15 移乗動作（坐骨把持法）	□Ⅲ-10.15.1 実施目的について理解している	□ 坐骨把持法を選択する理由について説明できる	J-02 移乗動作		○
	□Ⅲ-10.15.2 利点・弊害・合併症について理解している	□ 坐骨把持法の利点について説明できる	J-02 移乗動作		○
		□ 坐骨把持法によって起こりうる合併症・弊害を2つ以上挙げられる			○

大項目	中項目	小項目	リンク・備考	回答	レベル
	□Ⅲ-10.15.3 注意点・禁忌などについて理解している	□坐骨把持法が禁忌となる場合について説明できる	J-02 移乗動作		○
	□Ⅲ-10.15.4 環境設定への配慮について理解している	□坐骨把持法を行う前に適切な車椅子の位置、ベッドの高さの調節ができる	J-02 移乗動作		○
	□Ⅲ-10.15.5 坐骨把持法が実施できる	□患者の介助量を確認できる	J-02 移乗動作		◇
		□患者と自分の適切な位置関係・姿勢でスタートポジションをとることができる			◇
		□坐骨把持法を実施しながら移乗することができる			◇
	□Ⅲ-10.15.6 チェックポイントに沿って最終確認ができる	□患者の状態を確認できる	J-02 移乗動作		☆
		□適切な介助であったか確認できる			☆
		□合併症・弊害について配慮がされていたか確認できる			☆
□Ⅲ-10.16 移乗動作（2人介助法）	□Ⅲ-10.16.1 実施目的について理解している	□2人介助法を選択する理由について説明できる	J-02 移乗動作 完全2 P190		○
	□Ⅲ-10.16.2 利点・弊害・合併症について理解している	□2人介助法の利点について説明できる	J-02 移乗動作 完全2 P190		○
		□2人介助法によって起こりうる合併症・弊害を2つ以上挙げられる			○
	□Ⅲ-10.16.3 注意点・禁忌などについて理解している	□2人介助法が禁忌となる場合について説明できる	J-02 移乗動作 完全2 P190		○
	□Ⅲ-10.16.4 環境設定への配慮について理解している	□2人介助法を行う前に適切な車椅子の位置、ベッドの高さの調節ができる	J-02 移乗動作 完全2 P190		○
	□Ⅲ-10.16.5 2人介助法が実施できる	□患者の介助量を確認できる	J-02 移乗動作 完全2 P190		◇
		□患者と自分達の適切な位置関係・姿勢でスタートポジションをとることができる			◇
		□2人介助法を実施しながら移乗することができる			◇
	□Ⅲ-10.16.6 チェックポイントに沿って最終確認ができる	□患者の状態を確認できる	J-02 移乗動作		☆
		□適切な介助であったか確認できる			☆
		□合併症・弊害について配慮がされていたか確認できる			☆

大項目	中項目	小項目	リンク・備考	回答	レベル
□Ⅲ-10.17 車椅子姿勢調整 （後方介助法）	□Ⅲ-10.17.1 実施目的について 理解している	□ 後方介助法を選択する理由について説明できる	K-05 実技入門 J-02 移乗動作		○
	□Ⅲ-10.17.2 利点・弊害・合併 症について理解し ている	□ 後方介助法の利点について説明できる	K-05 実技入門 J-02 移乗動作		○
		□ 後方介助法によって起こりうる合併症・弊害を 2つ以上挙げられる			○
	□Ⅲ-10.17.3 注意点・禁忌など について理解して いる	□ 後方介助法が禁忌となる場合について説明でき る	K-05 実技入門 J-02 移乗動作		○
	□Ⅲ-10.17.4 環境設定への配慮 について理解して いる	□ 後方介助法を行う前に適切な車椅子の設定につ いて説明できる	K-05 実技入門 J-02 移乗動作		○
	□Ⅲ-10.17.5 後方介助法が実施 できる	□ 患者の介助量を確認できる	K-05 実技入門 J-02 移乗動作		◇
		□ 患者と自分達の適切な位置関係・姿勢でスター トポジションをとることができる			◇
		□ 後方介助法を実施して車椅子上での姿勢を直す ことができる			◇
	□Ⅲ-10.17.6 チェックポイント に沿って最終確認 ができる	□ 患者の状態を確認できる	K-05 実技入門 J-02 移乗動作		☆
		□ 適切な介助であったか確認できる			☆
		□ 合併症・弊害について配慮がされていたか確認 できる			☆
□Ⅲ-10.18 車椅子姿勢調整 （前方介助法）	□Ⅲ-10.18.1 実施目的について 理解している	□ 前方介助法を選択する理由について説明できる	J-02 移乗動作		○
	□Ⅲ-10.18.2 利点・弊害・合併 症について理解し ている	□ 前方介助法の利点について説明できる	J-02 移乗動作		○
		□ 前方介助法によって起こりうる合併症・弊害を 2つ以上挙げられる			○
	□Ⅲ-10.18.3 注意点・禁忌など について理解して いる	□ 前方介助法が禁忌となる場合について説明でき る	J-02 移乗動作		○
	□Ⅲ-10.18.4 環境設定への配慮 について理解して いる	□ 前方介助法を行う前に適切な車椅子の設定につ いて説明できる	J-02 移乗動作		○
	□Ⅲ-10.18.5 前方介助法が実施 できる	□ 患者の介助量を確認できる	J-02 移乗動作		◇
		□ 患者と自分達の適切な位置関係・姿勢を準備で きる			◇

大項目	中項目	小項目	リンク・備考	回答	レベル
		□ 前方介助法を実施して車椅子上での姿勢を直すことができる			◇
	□Ⅲ-10.18.6 チェックポイントに沿って最終確認ができる	□ 患者の状態を確認できる	J-02 移乗動作		☆
		□ 適切な介助であったか確認できる			☆
		□ 合併症・弊害について配慮がされていたか確認できる			☆
□Ⅲ-10.19 リフトなどの機器を用いた移乗	□Ⅲ-10.19.1 実施目的について理解している	□ 機器を選択する理由について説明できる	K-05 実技入門 脳ガイド P207		○
	□Ⅲ-10.19.2 利点・弊害・合併症について理解している	□ リフト等の機器を用いる利点について説明できる	K-05 実技入門		○
		□ リフト等の機器を用いることによって起こりうる合併症・弊害を2つ以上挙げられる			○
	□Ⅲ-10.19.3 注意点・禁忌などについて理解している	□ リフト等の機器の使用が禁忌となる場合について説明できる	K-05 実技入門		○
	□Ⅲ-10.19.4 環境設定への配慮について理解している	□ 必要な準備・設定・配慮について説明できる	K-05 実技入門		○
	□Ⅲ-10.19.5 機器を使用した離床が実施できる	□ リフト等の機器を使用して車椅子への移乗ができる	K-05 実技入門		◇
	□Ⅲ-10.19.6 チェックポイントに沿って最終確認ができる	□ 患者の状態を確認できる	K-05 実技入門		☆
		□ 適切な介助であったか確認できる			☆
		□ 合併症・弊害について配慮がされていたか確認できる			☆

Ⅲ-10 移動移乗介助手技

大項目	中項目	小項目	確認印
／19	／114	／209	

← 中項目の点数は P153 に転記して下さい

Ⅲ 離床を行う上での基礎技術

Ⅲ-11. 呼吸ケア手技

大項目	中項目	小項目	リンク・備考	回答	レベル
□Ⅲ-11.1 呼吸介助手技	□Ⅲ-11.1.1 実施目的について理解している	□ 呼吸介助手技の適応を3つ挙げられる	J-03 呼吸介助 完全2 P193		○
		□ 呼吸介助手技実施の必要性を模擬患者に説明できる			○
	□Ⅲ-11.1.2 利点・弊害・合併症について理解している	□ 呼吸介助手技によって期待できる効果について説明できる	J-03 呼吸介助 完全2 P194		○
		□ 呼吸介助手技による合併症や有害事象について説明できる			○
	□Ⅲ-11.1.3 禁忌について理解している	□ 呼吸介助手技が禁忌となる病態について説明できる	J-03 呼吸介助 完全2 P194		○
	□Ⅲ-11.1.4 環境設定への配慮について理解している	□ 床上で呼吸介助手技を実施する場合に必要な環境設定について説明できる	J-03 呼吸介助		○
		□ 座位で呼吸介助手技を実施する場合に必要な環境設定について説明できる			○
	□Ⅲ-11.1.5 呼吸介助手技が実施できる	□ 呼吸介助手技を実施するための適切な姿勢がとれる	J-03 呼吸介助 完全2 P194-P195		☆
		□ 適切な位置に手を当てることができる			☆
		□ 適切な強さで呼吸介助手技を実施できる			☆
		□ 適切な方向に呼吸を介助できる			☆
		□ 呼吸介助手技の適切な実施回数について説明できる			☆
		□ ハッフィングに合せて呼吸介助手技を実施できる			☆
		□ 咳嗽に合せて呼吸介助手技を実施できる			☆
		□ 頻呼吸を呈する模擬患者に呼吸介助手技を実施できる			☆
		□ 呼吸介助手技の効果判定ができる			☆
□Ⅲ-11.2 排痰法	□Ⅲ-11.2.1 排痰法の実施目的について理解している	□ 排痰法の実施目的について説明できる	K-04 ベーシ J-03 呼吸介助 完全2 P191-P192		○
		□ 排痰法実施の必要性を患者に説明できる			○
	□Ⅲ-11.2.2 利点・弊害・合併症について理解している	□ 口すぼめ呼吸実施の利点について説明できる	K-04 ベーシ J-03 呼吸介助 完全2 P191-P192		○

大項目	中項目	小項目	リンク・備考	回答	レベル
		□ 口すぼめ呼吸を実施することによる患者への負担・弊害について説明できる			○
		□ ハッフィング実施の利点について説明できる			○
		□ ハッフィングを実施することによる患者への負担・弊害について説明できる			○
		□ ACBT（Active Cycle of Breathing Technique）実施の利点について説明できる			○
		□ ACBTを実施することによる患者への負担・弊害について説明できる			○
	□Ⅲ-11.2.3 注意点・禁忌などについて理解している	□ 口すぼめ呼吸実施の注意点・禁忌について説明できる	K-04 ベーシ J-03 呼吸介助 完全2 P191-P192		○
		□ ハッフィング実施の注意点・禁忌について説明できる			○
		□ ACBT実施の注意点・禁忌について説明できる			◇
	□Ⅲ-11.2.4 環境設定への配慮について理解している	□ 各排痰法に合わせた環境設定ができる	K-04 ベーシ J-03 呼吸介助		☆
	□Ⅲ-11.2.5 排痰手技が実施できる	□ 口すぼめ呼吸の指導を実施できる	K-04 ベーシ J-03 呼吸介助 完全2 P191-P192		☆
		□ ハッフィングの指導を実施できる			☆
		□ ACBTの指導を実施できる			☆
□Ⅲ-11.3 吸引	□Ⅲ-11.3.1 吸引について理解している	□ 吸引の目的について説明できる			○
		□ 感染対策を行える			◇
		□ 吸引中・吸引後の緊急時対応ができる			◇
		□ 吸引実施前の患者状態を把握できる			◇
		□ 吸引行為の必要性を説明できる			◇
		□ 吸引操作による合併症の原因を3つ以上挙げられる			◇
		□ 吸引が身体に与える生理学的変化を3つ以上挙げられる			◇
	□Ⅲ-11.3.2 吸引の手順について理解している	□ 人工気道（気管内）の吸引ができる			☆
		□ 口腔内・鼻腔内の吸引ができる			☆

Ⅲ-11 呼吸ケア手技

大項目	中項目	小項目	確認印
／3	／12	／40	

中項目の点数は P153 に転記して下さい

Ⅲ　離床を行う上での基礎技術

Ⅲ-12. リラクゼーション、関節可動域練習手技

大項目	中項目	小項目	リンク・備考	回答	レベル
□Ⅲ-12.1 リラクゼーション	□Ⅲ-12.1.1 実施目的について理解している	□ 実施目的について説明できる	J-04 ROM 完全2 P198		○
	□Ⅲ-12.1.2 利点・弊害・合併症について理解している	□ リラクゼーション手技によって期待できる効果について説明できる	J-04 ROM 完全2 P198		○
		□ リラクゼーション手技によって起こる可能性のある合併症や有害事象について説明できる			○
	□Ⅲ-12.1.3 注意点・禁忌などについて理解している	□ リラクゼーション手技の禁忌となる病態について説明できる	J-04 ROM 完全2 P198		○
	□Ⅲ-12.1.4 実施における留意点について理解している	□ 視診や触診などの評価により手技の選択ができる	J-04 ROM 完全2 P198-P199		○
	□Ⅲ-12.1.5 環境設定への配慮について理解している	□ 実施するための環境設定が行える	J-04 ROM 完全2 P198-P199		○
	□Ⅲ-12.1.6 リラクゼーション手技を実施できる	□ 正しい手順・強さで軽擦法を実施できる	J-04 ROM		◇
		□ 正しい手順・強さで強擦法を実施できる			◇
		□ 正しい手順・強さで圧迫法を実施できる			◇
		□ 正しい手順・強さで柔捻法を実施できる			◇
□Ⅲ-12.2 ストレッチング	□Ⅲ-12.2.1 実施目的について理解している	□ 実施目的について説明できる	J-04 ROM		○
	□Ⅲ-12.2.2 利点・弊害・合併症について理解している	□ ストレッチング手技によって期待できる効果について説明できる	J-04 ROM		○
		□ ストレッチング手技によって起こる可能性のある合併症や有害事象について説明できる			○
	□Ⅲ-12.2.3 注意点・禁忌などについて理解している	□ ストレッチング手技の禁忌となる病態について説明できる	J-04 ROM		○
	□Ⅲ-12.2.4 実施における留意点について理解している	□ 視診や触診などの評価により手技の選択ができる	J-04 ROM		○
		□ EndFeelの違いによって手技を選択できる			○
	□Ⅲ-12.2.5 環境設定への配慮について理解している	□ 実施するための環境設定ができる	J-04 ROM		○

大項目	中項目	小項目	リンク・備考	回答	レベル
	□Ⅲ-12.2.6 ストレッチング手技が実施できる	□ ストレッチを正しく実施できる	J-04 ROM 完全2 P200-P202		◇
□Ⅲ-12.3 関節可動域運動	□Ⅲ-12.3.1 実施目的について理解している	□ 実施目的について説明できる	J-04 ROM		○
	□Ⅲ-12.3.2 利点・弊害・合併症について理解している	□ 関節可動域運動によって期待できる効果について説明できる	J-04 ROM		○
		□ 関節可動域運動によって起こる可能性のある合併症や有害事象について説明できる			○
	□Ⅲ-12.3.3 注意点・禁忌などについて理解している	□ 関節可動域運動の禁忌となる病態について説明できる	J-04 ROM		○
	□Ⅲ-12.3.4 実施における留意点について理解している	□ 視診や触診などの評価により手技の選択ができる	J-04 ROM		○
		□ EndFeelの違いによって手技を選択できる			○
	□Ⅲ-12.3.5 環境設定への配慮について理解している	□ 実施するための環境設定ができる	J-04 ROM		○
	□Ⅲ-12.3.6 関節可動域運動を実施できる	□ 関節可動域運動を正しく実施できる	J-04 ROM		◇

Ⅲ-12 リラクゼーション、関節可動域練習手技

大項目	中項目	小項目	確認印
／3	／18	／26	

中項目の点数は P153 に転記して下さい

Ⅲ　離床を行う上での基礎技術

Ⅲ-13. 病棟で行うエクササイズ

大項目	中項目	小項目	リンク・備考	回答	レベル
□Ⅲ-13.1 総論	□Ⅲ-13.1.1 病棟でエクササイズを行う意味について理解している	□病棟でエクササイズを行う意味について説明できる	J-05 病棟リハ 完全2 P205		○
	□Ⅲ-13.1.2 患者指導を行う上でのポイントについて理解している	□小児の運動発達と患者の状態を関連付けて考えられる	J-05 病棟リハ 完全2 P205		○
		□エクササイズにおける呼吸法指導のポイントを3つ挙げられる			○
		□エクササイズの負荷量や頻度における指導のポイントを3つ以上挙げられる			○
	□Ⅲ-13.1.3 患者の運動機能を評価し適切な姿勢を選択できる	□背臥位で運動能力テストを行い座位保持能力を予測できる	J-05 病棟リハ 完全2 P205-P206		○
		□端坐位で運動能力テストを行い、立ち上がり能力を予測できる			○
		□背臥位・端坐位の運動能力テストの結果を統合し、適切な姿勢を選択できる			◇
□Ⅲ-13.2 背臥位	□Ⅲ-13.2.1 床上移動動作を自立に導くエクササイズを実施できる	□床上移動動作を自立に導く上肢のエクササイズを3つ以上指導できる	J-05 病棟リハ 完全2 P205-P208		☆
		□床上移動動作を自立に導く体幹・下肢のエクササイズを5つ以上指導できる			☆
		□エクササイズにおける利点・弊害・合併症について説明できる			◇
		□エクササイズにおける注意点・禁忌などを確認できる			○
		□エクササイズにおける実施の留意点を確認できる			○
		□エクササイズにおける環境設定への配慮ができる			○
		□床上移動動作を自立に導く上肢・体幹・下肢のエクササイズを実施できる			◇
	□Ⅲ-13.2.2 寝返り動作を自立に導くエクササイズを実施できる	□運動学に基づいて、寝返り動作について説明できる	J-05 病棟リハ		○
		□運動学に基づいて、寝返り動作の評価ができる			○
		□寝返り動作を自立に導くエクササイズを指導できる			☆
		□寝返り動作を自立に導くエクササイズの利点・弊害・合併症について説明できる			◇
		□エクササイズにおける注意点・禁忌について説明できる			○

大項目	中項目	小項目	リンク・備考	回答	レベル
		□エクササイズにおける実施の留意点を説明できる			○
		□エクササイズにおける環境設定への配慮ができる			○
		□寝返り動作を自立に導くエクササイズを実施できる			◇
	□Ⅲ-13.2.3 起き上がり動作を自立に導くエクササイズを実施できる	□運動学に基づいて、起き上がり動作について説明できる	K-05 実技入門 J-05 病棟リハ		◇
		□運動学に基づいて、起き上がり動作の評価を行うことができる			◇
		□起き上がり動作を自立に導くエクササイズを指導できる			☆
		□エクササイズにおける利点・弊害・合併症について説明できる			◇
		□エクササイズにおける注意点・禁忌などを説明できる			○
		□エクササイズにおける実施の留意点を説明できる			○
		□エクササイズにおける環境設定への配慮ができる			○
		□起き上がり動作を自立に導くエクササイズを実施できる			◇
	□Ⅲ-13.2.4 自主的な合併症予防エクササイズを実施できる	□深部静脈血栓症（DVT)予防のためのエクササイズについて説明できる	J-05 病棟リハ J-09 DVT		○
		□深部静脈血栓症（DVT)の指導のポイントを3つ以上挙げられる			○
		□褥瘡予防のために必要な動作を挙げられる			○
		□褥瘡予防のために必要な動作の指導のポイントを3つ以上挙げられる			○
		□褥瘡予防のために必要な動作の利点・弊害・合併症について説明できる			◇
		□褥瘡予防のために必要な動作の注意点・禁忌などについて説明できる			○
		□褥瘡予防のために必要な動作の実施の留意点について説明できる			○
		□褥瘡予防のために必要な動作における環境設定への配慮ができる			○
		□褥瘡予防のために必要な動作を実施できる			◇
	□Ⅲ-13.2.5 ADLが自立している患者に対する運動能力向上エクササイズを実施できる	□ADLが自立している患者に対する運動能力向上エクササイズを挙げられる	J-05 病棟リハ		○
		□ADLが自立している患者に対する運動能力向上エクササイズのポイントを挙げられる			○

大項目	中項目	小項目	リンク・備考	回答	レベル
		□ エクササイズを指導できる			☆
		□ エクササイズにおける注意点・禁忌について説明できる			○
		□ エクササイズにおける実施の留意点について説明できる			○
		□ エクササイズにおける環境設定への配慮ができる			○
		□ ADLが自立している患者に対する運動能力向上エクササイズを実施できる			◇
□Ⅲ-13.3 HeadUp座位	□Ⅲ-13.3.1 HeadUp座位保持について理解している	□ HeadUp座位が保持可能か評価できる	K-04 ベーシ J-05 病棟リハ		○
		□ HeadUp座位が保持できない患者の原因を評価できる			○
		□ HeadUp座位が保持できない患者に対するエクササイズの工夫を2つ以上挙げられる			○
		□ エクササイズの工夫と留意点が挙げられる			○
	□Ⅲ-13.3.2 HeadUp座位でのバランス向上エクササイズを実施できる	□ HeadUp座位でのバランス向上のためのエクササイズを3つ以上挙げられる	J-05 病棟リハ 完全2 P209		○
		□ エクササイズ指導のポイントを2つ以上挙げられる			○
		□ HeadUp座位でのバランス向上のためのエクササイズを指導できる			☆
		□ エクササイズにおける利点・弊害・合併症について説明できる			◇
		□ エクササイズにおける注意点・禁忌について説明できる			○
		□ HeadUp座位でのバランス向上のためのエクササイズを実施できる			○
	□Ⅲ-13.3.3 せん妄予防のためのエクササイズを実施できる	□ せん妄予防のためのエクササイズを3つ以上挙げられる	J-05 病棟リハ		○
		□ せん妄予防のためのエクササイズ指導のポイント3つ以上挙げられる			○
		□ エクササイズにおける利点・弊害・合併症について説明できる			◇
		□ エクササイズにおける注意点・禁忌について説明できる			○
		□ エクササイズにおける実施の留意点について説明できる			○
		□ エクササイズにおける環境設定への配慮ができる			○
		□ せん妄予防のためのエクササイズを実施できる			◇

大項目	中項目	小項目	リンク・備考	回答	レベル
□Ⅲ-13.4 車椅子座位	□Ⅲ-13.4.1 立位への準備を含めた車椅子座位バランス向上エクササイズを実施できる	□立位への準備を含めた車椅子座位バランス向上エクササイズを3つ以上挙げられる	J-05 病棟リハ		○
		□立位への準備を含めた車椅子座位バランス向上エクササイズ指導のポイントを2つ以上挙げられる			○
		□エクササイズにおける利点・弊害・合併症について説明できる			◇
		□エクササイズにおける注意点・禁忌について説明できる			○
		□エクササイズにおける実施の留意点について説明できる			○
		□エクササイズにおける環境設定への配慮ができる			○
		□エクササイズを行う意義について説明できる			◇
		□立位への準備を含めた車椅子座位バランス向上エクササイズを実施できる			☆
□Ⅲ-13.5 端座位	□Ⅲ-13.5.1 立位への準備を含めた端座位バランス向上エクササイズを実施できる	□立位への準備としての端坐位エクササイズを行う意義について説明できる	K-04 実技入門 J-05 病棟リハ 完全2 P209-P210		◇
		□端坐位バランス向上のための自動運動(端坐位)によるエクササイズを3つ以上挙げられる			○
		□端坐位バランス向上のための自動運動(端坐位)によるエクササイズの指導のポイントを2つ以上挙げられる			○
		□外乱刺激を用いた端坐位でのバランス向上エクササイズを3つ以上挙げられる			○
		□外乱刺激を用いた端坐位でのバランス向上エクササイズの指導のポイントを2つ以上挙げられる			○
		□各端坐位でのバランス向上のエクササイズの利点・弊害・合併症について説明できる			◇
		□エクササイズの注意点・禁忌について説明できる			○
		□エクササイズ実施の留意点について説明できる			○
		□エクササイズの環境設定への配慮ができる			○
		□端坐位バランス向上のための自動運動(端坐位)によるエクササイズを実施できる			☆
□Ⅲ-13.6 立位	□Ⅲ-13.6.1 立ち上がり動作を自立に導くエクササイズを実施できる	□運動学に基づいて、立ち上がり動作について説明できる	K-05 実技入門 J-05 病棟リハ		◇
		□運動学に基づいて、立ち上がり動作の介助を行うことができる			◇
		□立ち上がり動作を自立に導くエクササイズにおける利点・弊害・合併症について説明できる			◇

大項目	中項目	小項目	リンク・備考	回答	レベル
		□ エクササイズにおける注意点・禁忌について説明できる			○
		□ エクササイズにおける実施の留意点について説明できる			○
		□ エクササイズにおける環境設定への配慮ができる			○
		□ 立ち上がり動作を自立に導くエクササイズを実施できる			◇
	□ Ⅲ-13.6.2 立位保持について理解している	□ 立位が保持可能か評価できる			◇
		□ 立位が保持できない患者の原因を評価できる			◇
		□ 立位が保持できない患者に対する工夫を2つ以上挙げられる			○
		□ 立位保持持続時間を向上させる工夫と留意点が挙げられる			○
	□ Ⅲ-13.6.3 立位でのバランス向上エクササイズを実施できる	□ 立位でのバランス向上エクササイズを行う意義について説明できる			○
		□ 立位でのバランス向上エクササイズを3つ以上挙げられる			○
		□ 立位でのバランス向上エクササイズの指導のポイントを2つ以上挙げられる			○
		□ 外乱刺激を用いた立位でのバランス向上エクササイズを3つ以上挙げられる			○
		□ 外乱刺激を用いた立位でのバランス向上エクササイズの指導のポイントを2つ以上挙げられる			○
		□ 各立位でのバランス向上エクササイズの利点・弊害・合併症について説明できる			◇
		□ エクササイズの注意点・禁忌について説明できる			◇
		□ エクササイズ実施の留意点について説明できる			◇
		□ エクササイズの環境設定への配慮ができる			◇
		□ 立位でのバランス向上エクササイズを実施できる			☆
□ Ⅲ-13.7 歩行	□ Ⅲ-13.7.1 歩行に関連する基礎知識を理解している	□ 正常歩行における膝の角度について説明できる			◇
		□ 歩行時における左右への重心移動について説明できる			◇
		□ 歩行補助具を5つ以上挙げられる			○
		□ 2動作歩行と3動作歩行の違いについて説明できる			◇
	□ Ⅲ-13.7.2 歩行を自立に導くエクササイズを実施できる	□ 安全に歩行するために必要な介助量を設定できる			◇
		□ 介助量に基づき適切な歩行補助具を選択できる			○

大項目	中項目	小項目	リンク・備考	回答	レベル
		□ 運動学に基づいて、歩行動作について説明することができる			◇
		□ 歩行を自立に導くエクササイズにおける利点・弊害・合併症について説明できる			◇
		□ エクササイズにおける注意点・禁忌について説明できる			○
		□ エクササイズにおける実施の留意点について説明できる			○
		□ エクササイズにおける環境設定への配慮ができる			○
		□ 歩行を自立に導くエクササイズについて指導できる			☆

大項目	中項目	小項目	確認印
／7	／18	／114	

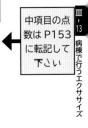

中項目の点数は P153 に転記して下さい

III-13 病棟で行うエクササイズ

Ⅲ 離床を行う上での基礎技術

Ⅲ-14. 蘇生手技

大項目	中項目	小項目	リンク・備考	回答	レベル
□Ⅲ-14.1 蘇生	□Ⅲ-14.1.1 実施目的について理解している	□ 心肺蘇生が必要な患者（傷病者）について説明できる	R-11 心電図		○
	□Ⅲ-14.1.2 利点・弊害・合併症について理解している	□ 心肺蘇生によって期待できる効果について説明できる	R-11 心電図		◇
		□ 心肺蘇生によって起こる可能性のある合併症や有害事象について説明できる			◇
	□Ⅲ-14.1.3 注意点・禁忌などについて理解している	□ 注意点・禁忌などについて説明できる	R-11 心電図		○
	□Ⅲ-14.1.4 環境設定への配慮について理解している	□ 蘇生実施前の周囲の安全確認ができる	R-11 心電図		○
	□Ⅲ-14.1.5 蘇生を実施できる	□ 模擬患者の意識レベルを確認できる	R-11 心電図		○
		□ 模擬患者の呼吸と脈拍を同時に確認することができる			○
		□ 胸骨圧迫（心臓マッサージ）を適切な強さで実施できる			◇
		□ 胸骨圧迫（心臓マッサージ）を適切な強さで実施できる			◇
		□ AEDを適切に使用できる			◇
		□ 患者（傷病者）の再評価ができる			○

大項目	中項目	小項目	確認印
／1	／5	／11	

← 中項目の点数は P153 に転記して下さい

■ 採点表　Ⅲ章　離床を行う上での基礎技術

分野	中項目点数	達成度			
		25%	50%	75%	100%
(1) 呼吸状態		3	5	8	10
循環状態		3	6	9	12
疼痛		2	5	7	9
運動機能		3	5	8	10
意識精神		5	10	15	20
消化器		4	7	11	14
嚥下栄養		—	—	—	1
(2) 体位変換①		12	23	35	46
体位変換②		7	13	20	26
移乗動作		29	57	86	114
呼吸介助		3	6	9	12
ROM		5	9	14	18
病棟リハ		5	9	14	18
蘇生		1	3	4	5

達成度を154ページのレーダーチャートに反映して下さい。

■ レーダーチャート

▶ Ⅱ-(1) 身体機能に関する知識

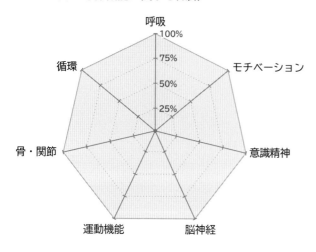

▶ Ⅱ-(2) 嚥下栄養・検査データに関する知識

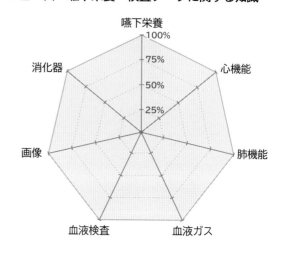

▶ Ⅱ-(3) 機器・投薬・その他の知識

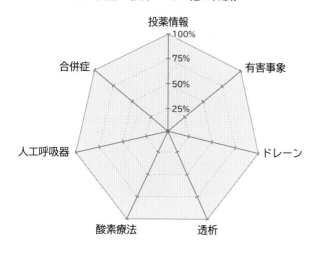

▶ Ⅲ-(1) フィジカルアセスメントの基礎技術

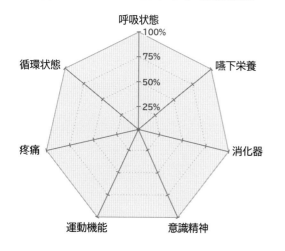

▶ Ⅲ-(2) 離床技術と急変対応に関する基礎技術

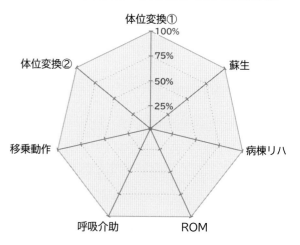

IV 患者評価とアセスメント

> Ⅲ章までは模擬患者に対する意識を想定していましたが、
> Ⅳ章からは実際の臨床場面をベースに評価を行って下さい。

IV -1. カルテ情報・問診の必要性

大項目	中項目	カルテ・データ	フィジカル・スキル	レベル
□IV-1.1 基本情報	□IV-1.1.1 基本情報をカルテや問診より収集ができる	□ 基本情報を収集ができる	□ 基本情報を問診にて収集できる	○
	□IV-1.1.2 問題点を抽出できる	□ 問題点を抽出できる	□ 問診などの情報より問題点を抽出できる	○
	□IV-1.1.3 患者基礎情報から離床のリスクを予測できる	□ リスクの予測ができる	□ 患者状態からリスクの予測ができる	○
	□IV-.1.1.4 基礎情報から離床時の工夫と対処法を説明できる	□ 離床時の工夫と対処法を説明できる	□ 患者状態から離床時の工夫と対処法を説明できる	○
□IV-1.2 現病歴	□IV-1.2.1 現病歴をカルテや問診より収集できる	□ 現病歴を収集できる	□ 現病歴を問診にて収集できる	○
	□IV-1.2.2 問題点を抽出できる	□ 問題点を抽出できる	□ 問診などの情報より問題点を抽出できる	○
	□IV-1.2.3 現病歴から離床のリスクを予測できる	□ リスクの予測ができる	□ 患者状態からリスクの予測ができる	○
	□IV-1.2.4 現病歴から離床時の工夫と対処法を説明できる	□ 離床時の工夫と対処法を説明できる	□ 患者状態から離床時の工夫と対処法を説明できる	○
□IV-1.3 既往歴	□IV-1.3.1 既往歴をカルテや問診より収集できる	□ 既往歴を収集できる	□ 既往歴を問診にて収集できる	○
	□IV-1.3.2 問題点を抽出できる	□ 問題点を抽出できる	□ 問診などの情報より問題点を抽出できる	○
	□IV-1.3.3 既往歴から離床のリスクを予測できる	□ リスクの予測ができる	□ 患者状態からリスクの予測ができる	○
	□IV-1.3.4 既往歴から離床時の工夫と対処法を説明できる	□ 離床時の工夫と対処法を説明できる	□ 患者状態から離床時の工夫と対処法を説明できる	○
□IV-1.4 家族歴	□IV-1.4.1 家族歴をカルテや問診より収集できる	□ 家族歴を収集できる	□ 家族歴を問診にて収集できる	○
	□IV-1.4.2 問題点を抽出できる	□ 問題点を抽出できる	□ 問診などの情報より問題点を抽出できる	○
	□IV-1.4.3 家族歴から離床のリスクを予測できる	□ リスクの予測ができる	□ 患者状態からリスクの予測ができる	○
	□IV-1.4.4 家族歴から離床時の工夫と対処法を説明できる	□ 離床時の工夫と対処法を説明できる	□ 患者状態から離床時の工夫と対処法を説明できる	○
	□IV-1.4.5 家族構成から退院後に必要なADLレベルを予測できる	□ 家族構成から退院後に必要なADLレベルを予測できる	□ 家族構成から退院後に必要なADLレベルを予測できる	○

大項目	中項目	カルテ・データ	フィジカル・スキル	レベル
	□IV-1.4.6 家族構成や社会的背景などから 必要な介助量を予測できる	□ 家族構成や社会的背景などから必 要な介助量を予測できる	□ 家族構成や社会的背景などから必 要な介助量を予測できる	○
□IV-1.5 喫煙歴	□IV-1.5.1 喫煙歴をカルテや問診より収集 できる	□ 喫煙歴を収集できる	□ 喫煙歴を問診にて収集できる	○
	□IV-1.5.2 問題点を抽出できる	□ 問題点を抽出できる	□ 問診などの情報より問題点を抽出 できる	○
	□IV-1.5.3 喫煙歴から離床のリスクを予測 できる	□ リスクの予測ができる	□ 患者状態からリスクの予測ができ る	○
	□IV-1.5.4 喫煙歴から離床時の工夫と対処 法を説明できる	□ 離床時の工夫と対処法を説明でき る	□ 患者状態から離床時の工夫と対処 法が説明できる	○
□IV-1.6 飲酒歴	□IV-1.6.1 飲酒歴をカルテや問診より収集 できる	□ 飲酒歴を収集できる	□ 飲酒歴を問診にて収集できる	○
	□IV-1.6.2 問題点を抽出できる	□ 問題点を抽出できる	□ 問診などの情報より問題点を抽出 できる	○
	□IV-1.6.3 飲酒歴から離床のリスクを予測 できる	□ リスクの予測ができる	□ 患者状態からリスクの予測ができ る	○
	□IV-1.6.4 飲酒歴から離床時の工夫と対処 法を説明できる	□ 離床時の工夫と対処法を説明でき る	□ 患者状態から離床時の工夫と対処 法が説明できる	○
□IV-1.7 社会的情報	□IV-1.7.1 社会的情報をカルテや問診より 収集できる	□ 社会的情報を収集できる	□ 社会的情報を問診にて収集できる	○
	□IV-1.7.2 問題点を抽出できる	□ 問題点を抽出できる	□ 問診などの情報より問題点を抽出 できる	○
	□IV-1.7.3 社会的情報から離床のリスクを 予測できる	□ リスクの予測ができる	□ 患者状態からリスクの予測ができ る	○
	□IV-1.7.4 社会的情報から離床時の工夫と 対処法を説明できる	□ 離床時の工夫と対処法を説明でき る	□ 患者状態から離床時の工夫と対処 法が説明できる	○
□IV-1.8 入院前の活動 性	□IV-1.8.1 入院前の活動性を評価スケール や問診により評価できる	□ 入院前の活動性を収集ができる	□ 入院前の活動性を問診より収集で きる	○
	□IV-1.8.2 問題点を抽出できる	□ 問題点を抽出できる	□ 問診などの情報より問題点を抽出 できる	○
	□IV-1.8.3 入院前の活動性から離床のリス クを予測できる	□ リスクの予測ができる	□ 患者状態からリスクの予測ができ る	○
	□IV-1.8.4 入院前の活動性から離床時の工 夫と対処法を説明できる	□ 離床時の工夫と対処法を説明でき る	□ 患者状態から離床時の工夫と対処 法が説明できる	○
□IV-1.9 手術記録	□IV-1.9.1 手術記録から必要な情報を収集 できる	□ 手術記録より情報収集できる	□ 問診などの情報より術後の患者状 態を把握できる	○
	□IV-1.9.2 問題点を抽出できる	□ 問題点を抽出できる	□ 問診などの情報より問題点を抽出 できる	○
	□IV-1.9.3 術式から離床のリスクを予測で きる	□ 術式によるリスクの予測ができる	□ 患者状態からリスクの予測ができ る	○

大項目	中項目	カルテ・データ	フィジカル・スキル	レベル
	□IV-1.9.4 手術記録から離床時の工夫と対処法を説明できる	□離床時の工夫と対処法を説明できる	□患者状態から離床時の工夫と対処法が説明できる	○
IV-1.10 定の把握	□IV-1.10.1 治療や検査、リハなどの予定を把握している	□治療や検査・リハビリなどの予定をカルテから読み取ることができる	□1日の予定を把握し、離床の計画を立てることができる	○
IV-1.11 示の把握	□IV-1.11.1 医師からの指示を正確に理解している	□医師からの指示について確認できる	□医師からの指示（意図）を正確に把握している	○
	□IV-1.11.2 他部門からの指示を正確に理解している	□他部門からの指示について確認できる	□他部門からの指示（意図）を正確に把握している	○
IV-1.12 時間帯勤務 からの引き ぎ	□IV-1.12.1 必要な情報をもれなく引き継ぎ情報収集できる	□患者状態の把握ができる	□必要な情報をもれなく引き継ぎ情報収集できる	○
	□IV-1.12.2 担当前に起きた直近のイベントを把握している	□担当前に起きた直近のイベントを把握している	□担当前に起きた直近のイベントを把握している	○
	□IV-1.12.3 問題点を抽出できる	□問題点を抽出できる	□引き継いだ情報より問題点を抽出できる	○
	□IV-1.12.4 患者ごとの安静度・ADLを把握している	□リスクの予測ができる	□患者状態からリスクの予測ができる	○
	□IV-1.12.5 引き継いだ情報から離床のリスクが予測できる	□患者状態から離床のリスクが予測できる	□患者状態から離床のリスクが予測できる	○
	□IV-1.12.6 引き継いだ情報から離床時の工夫と対処法を説明できる	□引き継いだ情報から離床時の工夫と対処法を説明できる	□引き継いだ情報から離床時の工夫と対処法を説明できる	○
IV-1.13 職種からの 報	□IV-1.13.1 必要な情報を多職種から収集できる	□多職種のカルテより全身状態やADLの把握ができる	□多職種のカルテより全身状態やADLの把握ができる	○
		□多職種のカルテより起きた直近のイベントを把握している	□直近のイベントを把握している	○
		□医師からの情報を収集できる	□医師より必要な情報を収集できる	○
		□看護師からの情報を収集できる	□看護師より必要な情報を収集できる	○
		□セラピストからの情報を収集できる	□セラピストより必要な情報を収集できる	○
		□薬剤師からの情報を収集できる	□薬剤師より必要な情報を収集できる	○
		□管理栄養士からの情報を収集できる	□管理栄養士より必要な情報を収集できる	○
		□必要な情報を多職種（上記以外）から収集できる	□必要な情報を多職種（上記以外）から収集できる	○
	□IV-1.13.2 問題点を抽出できる	□問題点を抽出できる	□情報より問題点を抽出できる	○
	□IV-1.13.3 多職種の情報から離床のリスクが予測できる	□多職種の情報から離床のリスクが予測できる	□多職種の情報から離床のリスクが予測できる	○
	□IV12.13.4 多職種の情報から離床時の工夫と対処法を説明できる	□多職種の情報から離床時の工夫と対処法を説明できる	□多職種の情報から離床時の工夫と対処法を説明できる	○

大項目	中項目	カルテ・データ	フィジカル・スキル	レベル
□IV-1.14 インフォーム ドコンセント	□IV-1.14.1 離床実施に関するインフォーム ドコンセントを行うことが出来 る	□ インフォームドコンセントの有無 を確認できる	□ インフォームドコンセントを行う ことが出来る	○

情報の統合

抽出された問題点 （P189にあるV章問題点抽出シートへも転記する）

IV 患者評価とアセスメント

IV -2. 呼吸状態

大項目	中項目	カルテ・データ	フィジカル・スキル	レベル
□IV-2.1 呼吸状態の評価	□IV-2.1.1 呼吸数について確認できる	□ 呼吸数の状態について確認できる	□ 患者の呼吸数を評価できる	○
	□IV-2.1.2 呼吸パターンについて確認できる	□ 呼吸パターンについて確認できる	□ 患者の呼吸パターンを評価ができる	○
	□IV-2.1.3 呼吸音について確認できる	□ 呼吸音について確認できる	□ 患者の呼吸音を評価できる	○
	□IV-2.1.4 血液ガスについて確認できる	□ 血液ガスについて確認できる		◇
	□IV-2.1.5 SpO2・O2投与量などについて確認できる	□ SpO2・O2投与量などについて確認できる	□ 患者のSpO2・O2投与量などについて確認できる	○
	□IV-2.1.6 胸郭の動きについて確認できる	□ 胸郭の動きについて確認できる	□ 胸郭の動きを評価できる	○
	□IV-2.1.7 呼吸補助筋について確認できる	□ 呼吸補助筋について確認できる	□ 患者の呼吸補助筋の状態を確認ができる	◇
	□IV-2.1.8 気道分泌物(ラトリング)の有無の確認ができる	□ 気道分泌物(ラトリング) の状態について確認できる	□ 患者の気道分泌物(ラトリング) の有無を評価できる	◇
	□IV-2.1.9 痰の色・性状をもとに呼吸状態について確認できる	□ 痰の色・性状をもとに呼吸状態を予測できる	□ 痰の色・性状をもとに呼吸状態について確認できる	◇
□IV-2.2 呼吸状態の問題点と離床	□IV-2.2.1 カルテ情報と身体状態をもとに呼吸状態について確認できる	□ 情報を統合し呼吸状態について確認できる	□ 身体状態をもとに呼吸状態について確認できる	☆
	□IV-2.2.2 問題点を抽出できる	□ 問題点を抽出できる	□ 身体状態より問題点を抽出できる	☆
	□IV-2.2.3 カルテ情報と身体状態をもとに離床のリスクを予測できる	□ 離床のリスクを予測できる	□ 身体状態より離床のリスクを予測できる	☆
	□IV-2.2.4 カルテ情報と身体状態をもとに離床時の工夫と対処法を説明できる	□ 離床時における工夫を説明できる	□ 身体状態より離床時の工夫と対処法を説明できる	☆

IV-2 呼吸状態

情報の統合　呼吸状態

抽出された問題点 (P189にあるV章問題点抽出シートへも転記する)

IV 患者評価とアセスメント

IV -3. 循環状態

大項目	中項目	カルテ・データ	フィジカル・スキル	レベル
□IV-3.1 循環状態の評価	□IV-3.1.1 血圧から患者の状態を確認できる	□ 血圧を確認できる	□ 患者の血圧を評価できる	○
	□IV-3.1.2 心拍および脈拍から患者の状態を確認できる	□ 心拍および脈拍を確認できる	□ 患者の心拍および脈拍の状態の評価できる	○
	□IV-3.1.3 循環血液量を確認できる	□ 循環血液量を確認できる	□ 患者の循環血液量を評価できる	○
	□IV-3.1.4 尿量にを確認できる	□ 尿量を確認できる	□ 患者の尿量を測定できる	○
	□IV-3.1.5 中心静脈圧（CVP）を確認できる	□ CVPを確認できる	□ 患者のCVPを評価できる	◇
	□IV-3.1.6 頸静脈の拍動を確認できる		□ 外頸静脈の怒張と拍動を確認できる	◇
	□IV-3.1.7 手足の冷感出現について、触診よりおおよその心機能を判断できる	□ 手足の冷感の状態を確認できる	□ 患者の手足の冷感について評価できる	◇
	□IV-3.1.8 浮腫について確認できる	□ 浮腫の状態を確認できる	□ 患者の浮腫を確認できる	◇
	□IV-3.1.9 痰の色・性状から循環状態を予測できる	□ 痰の色・性状から循環状態を予測できる	□ 痰の色・性状から循環状態を確認できる	◇
	□IV-3.1.10 水分バランスについて測定できる	□ 水分バランスを確認できる	□ 患者の水分バランスを評価できる	◇
□IV-3.2 循環状態の問題点と離床	□IV-3.2.1 各データと身体循環状態をもとに循環状態を確認できる	□ 各データと身体状態をもとに循環状態を確認できる	□ 各データと身体状態をもとに循環状態を確認できる	☆
	□IV-3.2.2 問題点を抽出できる	□ 問題点を抽出できる	□ 情報より問題点を抽出できる	☆
	□IV-3.2.3 各データと循環機能の異常を呈した患者における離床のリスクを予測できる	□ 各データと循環機能の異常を呈した患者の離床のリスクを予測できる	□ 各データと循環機能の異常を呈した患者における離床のリスクを予測できる	☆
	□IV-3.2.4 各データと循環機能の異常を呈した患者における離床時の工夫と対処法を説明できる	□ 各データと循環機能の異常を呈した患者の離床時における工夫を説明できる	□ 各データと循環機能の異常を呈した患者における離床時の工夫と対処法を説明できる	☆

情報の統合　循環状態

抽出された問題点 （P189にあるⅤ章問題点抽出シートへも転記する）

Ⅳ　患者評価とアセスメント

Ⅳ-4. 運動機能

大項目	中項目	カルテ・データ	フィジカル・スキル	レベル
□Ⅳ-4.1 運動機能の評価	□Ⅳ-4.1.1 各スケールのデータと身体機能をもとに身体機能を評価できる	□ 各スケールのデータと身体機能について確認できる	□ 各スケールのデータと身体機能をもとに患者の状態を評価できる	○
	□Ⅳ-4.1.2 筋力について評価できる	□ 筋力について確認できる	□ 患者の筋力について評価できる	○
	□Ⅳ-4.1.3 関節可動域を評価できる	□ 関節可動域制限について確認できる	□ 患者の関節可動域制限を評価できる	○
	□Ⅳ-4.1.4 筋肉量（栄養状態）を評価できる	□ 筋肉量（栄養状態）を評価できる	□ 患者の筋肉量（栄養状態）を評価できる	◇
	□Ⅳ-4.1.5 身体活動度を評価できる	□ 身体活動度について確認できる	□ 患者の身体活動度を評価できる	◇
	□Ⅳ-4.1.6 日常生活動作を評価できる	□ 日常生活動作について確認できる	□ 患者の日常生活動作を評価できる	○
□Ⅳ-4.2 運動機能の問題点と離床	□Ⅳ-4.2.1 各データと身体状態をもとに運動機能について確認できる	□ 各データと身体状態をもとに運動機能について確認できる	□ 各データと患者の身体状態をもとに患者の運動機能について確認できる	☆
	□Ⅳ-4.2.2 問題点を抽出できる	□ 問題点を抽出できる	□ 情報より問題点を抽出できる	☆
	□Ⅳ-4.2.3 身体機能の異常を呈した患者における離床のリスクを予測できる	□ 身体機能の異常を呈した患者の離床のリスクを予測できる	□ 身体機能の異常を呈した患者における離床のリスクを予測できる	☆
	□Ⅳ-4.2.4 身体機能の異常を呈した患者における離床時の工夫と対処法を説明できる	□ 身体機能の異常を呈した患者の離床時における工夫を説明できる	□ 身体機能の異常を呈した患者における離床時の工夫と対処法を説明できる	☆

Ⅳ-4 運動機能

情報の統合

抽出された問題点
（P189にあるⅤ章問題点抽出シートへも転記する）

Ⅳ 患者評価とアセスメント

Ⅳ-5. 疼痛

大項目	中項目	カルテ・データ	フィジカル・スキル	レベル
□Ⅳ-5.1 疼痛	□Ⅳ-5.1.1 疼痛を示す部位の確認ができる	□疼痛を示す部位を確認できる	□患者の疼痛を示す部位を評価できる	○
	□Ⅳ-5.1.2 疼痛の程度について評価できる	□疼痛の程度について確認できる	□患者の疼痛の程度について評価できる	○
	□Ⅳ-5.1.3 疼痛の質について評価できる	□疼痛の質について確認できる	□患者の疼痛の質について評価できる	○
	□Ⅳ-5.1.4 問題点を抽出できる	□問題点を抽出できる	□情報より問題点を抽出できる	◇
	□Ⅳ-5.1.5 疼痛を有する患者における離床のリスクを予測できる	□疼痛を有する患者における離床のリスクを予測できる	□疼痛を有する患者における離床のリスクを予測できる	◇
	□Ⅳ-5.1.6 疼痛を有する患者における離床時の工夫と対処法を説明できる	□疼痛を有する患者における離床時の工夫と対処法を説明できる	□疼痛を有する患者における離床時の工夫と対処法を説明できる	◇
□Ⅳ-5.2 炎症	□Ⅳ-5.2.1 炎症の状態を評価できる	□炎症の状態について確認できる	□患者の炎症の状態を把握できる	☆
	□Ⅳ-5.2.2 問題点を抽出できる	□問題点を抽出できる	□情報より問題点を抽出できる	☆
	□Ⅳ-5.2.3 炎症を有する患者における離床のリスクを予測できる	□炎症を有する患者における離床のリスクを予測できる	□炎症を有する患者における離床のリスクを予測できる	☆
	□Ⅳ-5.2.4 炎症を有する患者における離床時の工夫と対処法を説明できる	□炎症を有する患者における離床時の工夫と対処法を説明できる	□炎症を有する患者における離床時の工夫と対処法を説明できる	☆

情報の統合

抽出された問題点 （P189にあるⅤ章問題点抽出シートへも転記する）

Ⅳ 患者評価とアセスメント

Ⅳ-6. 意識・精神状態

大項目	中項目	カルテ・データ	フィジカル・スキル	レベル
□Ⅳ-6.1 意識状態の評価	□Ⅳ-6.1.1 意識状態について確認できる	□ 意識状態について確認できる	□ 患者の意識状態の把握できる	○
	□Ⅳ-6.1.2 表情・開眼反応について確認できる	□ 表情・開眼反応について確認できる	□ 患者の表情・開眼反応について確認できる	○
	□Ⅳ-6.1.3 言語反応（従命）について確認できる	□ 言語反応（従命）について確認できる	□ 患者の言語反応（従命）について確認できる	○
	□Ⅳ-6.1.4 見当識について確認できる	□ 見当識について確認できる	□ 患者の見当識について確認できる	○
□Ⅳ-6.2 意識状態の問題点と離床	□Ⅳ-6.2.1 問題点を抽出できる	□ 問題点を抽出できる	□ 情報より問題点を抽出できる	○
	□Ⅳ-6.2.2 意識障害を有する患者における離床のリスクを予測できる	□ 意識障害を有する患者における離床のリスクを予測できる	□ 意識障害を有する患者における離床のリスクを予測できる	◇
	□Ⅳ-6.2.3 意識障害のレベルからADLを予測できる	□ カルテに記載された意識障害のレベルからADLを予測できる	□ 意識障害のレベルからADLを予測できる	◇
	□Ⅳ-6.2.4 意識障害を有する患者の離床時の工夫と対処法を説明できる	□ 意識障害を有する患者における離床時における工夫を説明できる	□ 意識障害を有する患者における離床時の工夫と対処法を説明できる	◇
□Ⅳ-6.3 鎮静の評価	□Ⅳ-6.3.1 鎮静状態について確認できる	□ 鎮静状態について確認できる	□ 患者の鎮静状態の把握ができる	○
	□Ⅳ-6.3.2 問題点を抽出できる	□ 問題点を抽出できる	□ 情報より問題点を抽出できる	○
	□Ⅳ-6.3.3 鎮静状態ある患者における離床のリスクを予測できる	□ 鎮静状態にある患者における離床のリスクを予測できる	□ 鎮静状態にある患者における離床のリスクを予測できる	○
	□Ⅳ-6.3.4 鎮静のレベルからADLレベルを予測できる	□ 鎮静のレベルからADLを予測できる	□ 鎮静のレベルからADLを予測できる	◇
	□Ⅳ-6.3.5 鎮静状態にある患者における離床時の工夫と対処法を説明できる	□ 鎮静患者における離床時における工夫を説明できる	□ 鎮静を有する患者における離床時の工夫と対処法を説明できる	◇
□Ⅳ-6.4 せん妄の評価	□Ⅳ-6.4.1 せん妄について確認できる	□ せん妄の状態について確認できる	□ 患者のせん妄の状態の把握ができる	○
	□Ⅳ-6.4.2 問題点を抽出することができる	□ 問題点を抽出することができる	□ 患者評価より問題点を抽出することができる	◇
	□Ⅳ-6.4.3 せん妄を有する患者における離床のリスクを予測できる	□ せん妄を有する患者における離床のリスクを予測できる	□ せん妄を有する患者における離床のリスクを予測できる	◇
	□Ⅳ-6.4.4 せん妄のレベルからADLを予測できる	□ せん妄のレベルを確認しADLを予測できる	□ 患者のせん妄レベルからADLを予測できる	○
	□Ⅳ-6.4.5 せん妄を有する患者の離床時の工夫と対処法を説明できる	□ せん妄を有する患者の離床時における工夫を説明できる	□ せん妄を有する患者における離床時の工夫と対処法を説明できる	◇
□Ⅳ-6.5 認知症の評価	□Ⅳ-6.5.1 認知症について確認できる	□ 認知状態について確認できる	□ 患者の認知状態の把握ができる	○

大項目	中項目	カルテ・データ	フィジカル・スキル	レベル
	□IV-6.5.2 問題点を抽出できる	□ 問題点を抽出できる	□ 情報より問題点を抽出できる	◇
	□IV-6.5.3 認知の異常を有する患者における離床のリスクを予測できる	□ 認知の異常を有する患者における離床のリスクを予測できる	□ 認知の異常を有する患者における離床のリスクを予測できる	☆
	□IV-6.5.4 認知症のレベルからADLを予測できる	□ 認知症のレベルからADLを予測できる	□ 認知症のレベルからADLを予測できる	☆
	□IV-6.5.5 認知の異常を有する患者の離床時の工夫と対処法を説明できる	□ 認知の異常を有する患者の離床時における工夫を説明できる	□ 認知の異常を有する患者における離床時の工夫と対処法を説明できる	☆

情報の統合

抽出された問題点 （P189にあるV章問題点抽出シートへも転記する）

IV 患者評価とアセスメント

IV-7. 意欲状態

大項目	中項目	カルテ・データ	フィジカル・スキル	レベル
□IV-7.1 モチベーション の評価	□IV-7.1.1 モチベーション低下について確認できる	□ 離床に対するモチベーション低下について確認できる	□ 患者の離床に対するモチベーションについて確認できる	○
□IV-7.2 貧血の評価	□IV-7.2.1 貧血について確認できる	□ 貧血の有無について確認できる	□ 患者の貧血の有無について確認できる	○
□IV-7.3 低栄養の評価	□IV-7.3.1 低栄養について確認できる	□ 低栄養の有無について確認できる	□ 患者の低栄養の有無について確認できる	○
□IV-7.4 倦怠感の評価	□IV-7.4.1 倦怠感について確認できる	□ 倦怠感の有無について確認できる	□ 患者の倦怠感の有無について確認できる	○
□IV-7.5 疲労感の評価	□IV-7.5.1 疲労感について確認できる	□ 疲労感の有無について確認できる	□ 患者の疲労感の有無について確認できる	○
□IV-7.6 意欲状態（モチベーション）の問題点と離床	□IV-7.6.1 各パラメータをもとに意欲低下の状態について確認できる	□ 各パラメータをもとに意欲低下の状態について確認できる	□ 各パラメータをもとに意欲低下の状態について確認できる	◇
	□IV-7.6.2 問題点を抽出できる	□ 問題点を抽出できる	□ 情報より問題点を抽出できる	◇
	□IV-7.6.3 意欲が低下した患者における離床のリスクを予測できる	□ 意欲が低下した患者における離床のリスクを予測できる	□ 意欲が低下した患者における離床のリスクを予測できる	☆
	□IV-7.6.4 意欲が低下した患者における離床時の工夫と対処法を説明できる	□ 意欲が低下した患者における離床時の工夫を説明できる	□ 意欲が低下した患者における離床時の工夫と対処法を説明できる	☆

IV-7
意欲状態

情報の統合

抽出された問題点 （P189にあるV章問題点抽出シートへも転記する）

IV　患者評価とアセスメント

IV-8. 嚥下機能・栄養状態

大項目	中項目	カルテ・データ	フィジカル・スキル	レベル
□IV-8.1 嚥下機能の評価	□IV-8.1.1 歯・義歯の状態を把握できる	□歯・義歯の状態を確認できる	□患者の歯・義歯歯の状態を評価できる	○
	□IV-8.1.2 呼吸状態と嚥下の状態を把握できる	□呼吸状態と嚥下の状態を確認できる	□患者の呼吸状態と嚥下の状態を評価できる	○
	□IV-8.1.3 食事形態の確認ができる	□食事形態の状態を確認できる	□患者の食事形態の状態を評価できる	○
	□IV-8.1.4 食事摂取量の確認ができる	□食事摂取量の状態を確認できる	□患者の食事摂取量の状態を評価できる	○
	□IV-8.1.5 嚥下反射・咳嗽反射の状態を把握できる	□嚥下反射・咳嗽反射の状態を確認できる	□患者の嚥下反射・咳嗽反射の状態を評価できる	○
	□IV-8.1.6 反復唾液嚥下テスト（RSST）により状態を把握できる	□反復唾液嚥下テスト（RSST）の結果を確認できる	□反復唾液嚥下テスト（RSST）により患者の嚥下機能の状態を評価できる	○
	□IV-8.1.7 水飲みテスト（MWST）により状態を把握できる	□水飲みテスト（MWST）の結果を確認できる	□水飲みテスト（MWST）により患者の水分の嚥下機能の状態を評価できる	○
	□IV-8.1.8 フードテストにより状態を把握できる	□フードテストの結果を確認できる	□フードテストにより患者の食物の嚥下機能の状態を評価できる	○
	□IV-8.1.9 嚥下機能の簡易スクリーニングを行い嚥下機能の確認ができる	□患者の嚥下の状態を確認できる	□嚥下機能の簡易スクリーニングを行い患者の嚥下機能の状態を評価できる	○
□IV-8.2 栄養状態	□IV-8.2.1 栄養状態の簡易スクリーニングを行い状態の把握ができる	□栄養状態の把握ができる	□栄養状態の簡易スクリーニングを行い栄養状態の把握ができる	○
	□IV-8.2.2 各検査のパラメータと身体機能をもとに栄養状態を評価できる	□カルテの各検査のパラメータをもとに栄養状態を評価できる	□各検査のパラメータと身体機能をもとに患者の栄養状態を評価できる	○
	□IV-8.2.3 問題点を抽出できる	□問題点を抽出できる	□患者情報より問題点を抽出できる	○
	□IV-8.2.4 低栄養状態の患者における離床のリスクを予測できる	□低栄養状態に関する情報がとれる	□低栄養状態の患者における離床のリスクを予測できる	☆
	□IV-8.2.5 低栄養状態の患者における離床時の工夫と対処法を説明できる	□低栄養状態の患者における離床時の工夫と対処法を説明できる	□低栄養状態の患者における離床時の工夫と対処法を説明できる	☆

情報の統合

抽出された問題点 （P189にあるV章問題点抽出シートへも転記する）

Ⅳ-9. 消化器状態

大項目	中項目	カルテ・データ	フィジカル・スキル	レベル
□Ⅳ-9.1 食道	□Ⅳ-9.1.1 食道の状態について確認できる	□ 食道の状態について確認できる	□ 患者の食道の状態の評価ができる	○
	□Ⅳ-9.1.2 問題点を抽出できる	□ 問題点を抽出できる	□ 情報より問題点を抽出できる	◇
	□Ⅳ-9.1.3 食道に問題がある患者における離床のリスクを予想できる	□ 食道に問題がある患者における離床のリスクを予想できる	□ 食道に問題がある患者における離床のリスクを予想できる	☆
	□Ⅳ-9.1.4 食道に問題がある患者における離床時の工夫と対処法を説明できる	□ 食道に問題がある患者における離床時の工夫と対処法を説明できる	□ 食道に問題がある患者における離床時の工夫と対処法を説明できる	☆
□Ⅳ-9.2 胃	□Ⅳ-9.2.1 胃の状態について確認できる	□ 胃の状態について確認できる	□ 患者の胃の状態の評価ができる	○
	□Ⅳ-9.2.2 問題点を抽出できる	□ 問題点を抽出できる	□ 情報より問題点を抽出できる	◇
	□Ⅳ-9.2.3 胃に問題がある患者における離床のリスクを予想できる	□ 胃に問題がある患者における離床のリスクを予想できる	□ 胃に問題がある患者における離床のリスクを予想できる	☆
	□Ⅳ-9.2.4 胃に問題がある患者における離床時の工夫と対処法を説明できる	□ 胃に問題がある患者における離床時の工夫と対処法を説明できる	□ 胃に問題がある患者における離床時の工夫と対処法を説明できる	☆
□Ⅳ-9.3 肝臓	□Ⅳ-9.3.1 肝臓の状態について確認できる	□ 肝臓の状態について確認できる	□ 患者の肝臓の状態の評価ができる	○
	□Ⅳ-9.3.2 問題点を抽出できる	□ 問題点を抽出できる	□ 情報より問題点を抽出できる	◇
	□Ⅳ-9.3.3 肝臓に問題がある患者における離床のリスクを予想できる	□ 肝臓に問題がある患者における離床のリスクを予想できる	□ 肝臓に問題がある患者における離床のリスクを予想できる	☆
	□Ⅳ-9.3.4 肝臓に問題がある患者における離床時の工夫と対処法を説明できる	□ 肝臓に問題がある患者における離床時の工夫と対処法を説明できる	□ 肝臓に問題がある患者における離床時の工夫と対処法を説明できる	☆
□Ⅳ-9.4 膵臓	□Ⅳ-9.4.1 膵臓の状態について確認できる	□ 膵臓の状態について確認できる	□ 患者の膵臓の状態の評価ができる	○
	□Ⅳ-9.4.2 問題点を抽出できる	□ 問題点を抽出できる	□ 情報より問題点を抽出できる	◇
	□Ⅳ-9.4.3 膵臓に問題がある患者における離床のリスクを予想できる	□ 膵臓に問題がある患者における離床のリスクを予想できる	□ 膵臓に問題がある患者における離床のリスクを予想できる	☆
	□Ⅳ-9.4.4 膵臓に問題がある患者における離床時の工夫と対処法を説明できる	□ 膵臓に問題がある患者における離床時の工夫と対処法を説明できる	□ 膵臓に問題がある患者における離床時の工夫と対処法を説明できる	☆
□Ⅳ-9.5 小腸	□Ⅳ-9.5.1 小腸の状態について確認できる	□ 小腸の状態について確認できる	□ 患者の小腸の状態の評価ができる	○
	□Ⅳ-9.5.2 問題点を抽出できる	□ 問題点を抽出できる	□ 情報より問題点を抽出できる	◇
	□Ⅳ-9.5.3 小腸に問題がある患者における離床のリスクを予想できる	□ 小腸に問題がある患者における離床のリスクを予想できる	□ 小腸に問題がある患者における離床のリスクを予想できる	☆

大項目	中項目	カルテ・データ	フィジカル・スキル	レベル
	□Ⅳ-9.5.4 小腸に問題がある患者における離床時の工夫と対処法を説明できる	□ 小腸に問題がある患者における離床時の工夫と対処法を説明できる	□ 小腸に問題がある患者における離床時の工夫と対処法を説明できる	☆
□Ⅳ-9.6 大腸	□Ⅳ-9.6.1 大腸の状態について確認できる	□ 大腸の状態について確認できる	□ 患者の大腸の状態の評価ができる	○
	□Ⅳ-9.6.2 問題点を抽出できる	□ 問題点を抽出できる	□ 情報より問題点を抽出できる	◇
	□Ⅳ-9.6.3 大腸に問題がある患者における離床のリスクを予想できる	□ 大腸に問題がある患者における離床のリスクを予想できる	□ 大腸に問題がある患者における離床のリスクを予想できる	☆
	□Ⅳ-9.6.4 大腸に問題がある患者における離床時の工夫と対処法を説明できる	□ 大腸に問題がある患者における離床時の工夫と対処法を説明できる	□ 大腸に問題がある患者における離床時の工夫と対処法を説明できる	☆
□Ⅳ-9.7 便の性状	□Ⅳ-9.7.1 便の性状について確認できる	□ 便の性状について確認できる	□ 患者の便の性状について確認できる	○
	□Ⅳ-9.7.2 問題点を抽出できる	□ 問題点を抽出できる	□ 情報より問題点を抽出できる	◇
	□Ⅳ-9.7.3 便の性状に問題がある患者における離床のリスクを予想できる	□ 便の性状に問題がある患者における離床のリスクを予想できる	□ 便の性状に問題がある患者における離床のリスクを予想できる	☆
	□Ⅳ-9.7.4 便の性状に問題がある患者における離床時の工夫と対処法を説明できる	□ 便の性状に問題がある患者における離床時の工夫と対処法を説明できる	□ 便の性状に問題がある患者における離床時の工夫と対処法を説明できる	☆
□Ⅳ-9.8 腸の蠕動運動	□Ⅳ-9.8.1 腸の蠕動運動の状態について確認できる	□ 腸の蠕動運動の状態について確認できる	□ 患者の腸の蠕動運動の状態の評価ができる	○
	□Ⅳ-9.8.2 問題点を抽出できる	□ 問題点を抽出できる	□ 情報より問題点を抽出できる	◇
	□Ⅳ-9.8.3 腸の蠕動運動に問題がある患者における離床のリスクを予想できる	□ 腸の蠕動運動に問題がある患者における離床のリスクを予想できる	□ 腸の蠕動運動に問題がある患者における離床のリスクを予想できる	☆
	□Ⅳ-9.8.4 腸の蠕動運動に問題がある患者における離床時の工夫と対処法を説明できる	□ 腸の蠕動運動に問題がある患者における離床時の工夫と対処法を説明できる	□ 腸の蠕動運動に問題がある患者における離床時の工夫と対処法を説明できる	☆

情報の統合

抽出された問題点 （P189にあるⅤ章問題点抽出シートへも転記する）

IV 患者評価とアセスメント

IV-10. 画像検査データ

大項目	中項目	カルテ・データ	フィジカル・スキル	レベル
□IV-10.1 脳画像	□IV-10.1.1 CTにおける脳梗塞部位と閉塞血管について理解している	□脳梗塞部位と閉塞血管について確認できる	CT画像を読影し、脳梗塞部位と閉塞血管について確認できる	○
	□IV-10.1.2 CTにおける脳出血の出血部位について確認できる	□脳出血画像から出血部位について確認できる	CT画像を読影し、脳出血画像から出血部位について確認できる	○
	□IV-10.1.3 CTにおけるくも膜下出血の所見について理解している	□くも膜下出血の所見について確認できる	CT画像を読影し、くも膜下出血の所見について確認できる	○
	□IV-10.1.4 MRI（MRA）における閉塞血管について理解している	□閉塞血管について確認できる	CT画像を読影し、くも膜下出血時の所見について確認できる	○
	□IV-10.1.5 脳ヘルニア所見について理解している	□脳ヘルニア所見について確認できる	画像を読影し、脳ヘルニア所見について確認できる	◇
	□IV-10.1.6 脳画像を読影し、起こりうる高次脳機能障害について理解している	□起こりうる高次脳機能障害について確認できる	脳画像を読影し、起こりうる高次脳機能障害について確認できる	◇
	□IV-10.1.7 その他（上記以外）の代表的な所見について理解している	□その他（上記以外）の代表的な所見について確認できる	脳画像を読影し、その他（上記以外）の代表的な所見について確認できる	◇
	□IV-10.1.8 離床時のリスクを脳CT、MRIから予測できる	□離床時のリスクを脳CT、MRIの記録から予測できる	離床時のリスクを脳CT、MRIから予測できる	☆
	□IV-10.1.9 離床時の工夫と対処法について理解している	□脳画像に関する離床時の工夫と対処ができる	脳画像を読影し、離床時の工夫と対処ができる	☆
□IV-10.2 胸部画像（X-P）	□IV-10.2.1 無気肺における代表的な所見について理解している	□無気肺における代表的な所見について確認できる	胸部X-Pを読影し、無気肺における代表的な所見について確認できる	○
	□IV-10.2.2 肺炎における代表的な所見について理解している	□肺炎における代表的な所見について確認できる	胸部X-Pを読影し、肺炎における代表的な所見について確認できる	○
	□IV-10.2.3 気胸における代表的な所見について理解している	□気胸における代表的な所見について確認できる	胸部X-Pを読影し、気胸における代表的な所見について確認できる	○
	□IV-10.2.4 胸水における代表的な所見について理解している	□胸水における代表的な所見について確認できる	胸部X-Pを読影し、胸水における代表的な所見について確認できる	○
	□IV-10.2.5 肺水腫における代表的な所見について理解している	□肺水腫における代表的な所見について確認できる	胸部X-Pを読影し、肺水腫における代表的な所見について確認できる	○
	□IV-10.2.6 その他（上記以外）の代表的な所見について理解している	□その他（上記以外）の代表的な所見について確認できる	胸部X-Pを読影し、その他（上記以外）の代表的な所見について確認できる	◇
	□IV-10.2.7 離床時のリスクを胸部X-Pを読影し、予測できる	□離床時のリスクを胸部X-Pを読影し、予測できる	離床時のリスクを胸部X-Pを読影し、予測できる	☆
	□IV-10.2.8 離床時の工夫と対処法について理解している	□胸部X-Pに関する離床時の工夫と対処ができる	胸部X-Pを読影し、離床時の工夫と対処ができる	☆

大項目	中項目	カルテ・データ	フィジカル・スキル	レベル
□IV-01.3 胸部画像（CT）	□IV-10.3.1 無気肺における代表的な所見について理解している	□無気肺における代表的な所見について確認できる	胸部CTを読影し、無気肺における代表的な所見について確認できる	○
	□IV-10.3.2 肺炎における代表的な所見について理解している	□肺炎における代表的な所見について確認できる	胸部CTを読影し、肺炎における代表的な所見について確認できる	○
	□IV-10.3.3 気胸における代表的な所見について理解している	□気胸における代表的な所見について確認できる	胸部CTを読影し、気胸における代表的な所見について確認できる	○
	□IV-10.3.4 胸水における代表的な所見について理解している	□胸水における代表的な所見について確認できる	胸部CTを読影し、胸水における代表的な所見について確認できる	○
	□IV-10.3.5 肺水腫における代表的な所見について理解している	□肺水腫における代表的な所見について確認できる	胸部CTを読影し、肺水腫における代表的な所見について確認できる	○
	□IV-10.3.6 その他（上記以外）の代表的な所見について理解している	□その他（上記以外）の代表的な所見について確認できる	胸部CTを読影し、その他（上記以外）の代表的な所見について確認できる	◇
	□IV-10.3.7 離床時のリスクを胸部CTから予測できる	□離床時のリスクを胸部CTから予測できる	離床時のリスクを胸部CTから予測できる	☆
	□IV-10.3.8 離床時の工夫と対処法について理解している	胸部CTに関する離床時の工夫と対処ができる	胸部CTを読影し、離床時の工夫と対処ができる	☆
□IV-10.4 腹部画像（X-P）	□IV-10.4.1 イレウスおける代表的な所見について理解している	□イレウスにおける代表的な所見について確認できる	腹部X-Pを読影し、イレウスにおける代表的な所見について確認できる	○
	□IV-10.4.2 腫瘍における代表的な所見について理解している	□腫瘍における代表的な所見について確認できる	腹部X-Pを読影し、腫瘍における代表的な所見について確認できる	○
	□IV-10.4.3 腹水における代表的な所見について理解している	□腹水における代表的な所見について確認できる	腹部X-Pを読影し、腹水における代表的な所見について確認できる	○
	□IV-10.4.4 ガス貯留における代表的な所見について理解している	□ガス貯留における代表的な所見について確認できる	腹部X-Pを読影し、ガス貯留における代表的な所見について確認できる	○
	□IV-10.4.5 その他（上記以外）の代表的な所見について理解している	□その他（上記以外）の代表的な所見について確認できる	腹部X-Pを読影し、その他（上記以外）の代表的な所見について確認できる	○
	□IV-10.4.6 検査データを統合し腹部X-Pの評価ができる	□検査データと胸部X-Pを読影し、状態に応じた症状について確認できる	検査データと腹部X-Pを読影し、状態に応じた症状について確認できる	◇
	□IV-10.4.7 問題点を抽出できる	□問題点を抽出できる	腹部X-Pを読影し、問題点を抽出できる	◇
	□IV-10.4.8 離床時のリスクを腹部X-Pから予測できる	□離床時のリスクを腹部X-Pから予測できる	離床時のリスクを腹部X-Pから予測できる	☆
	□IV-10.4.9 離床時の工夫と対処法について理解している	離床時の工夫と対処法について理解している	腹部X-Pを読影し、離床時の工夫と対処法について理解している	☆
□IV-10.5 腹部画像（CT）	□IV-10.5.1 イレウスにおける代表的な所見について理解している	□イレウスにおける代表的な所見について確認できる	腹部CTを読影し、イレウスにおける代表的な所見について確認できる	○
	□IV-10.5.2 腫瘍における代表的な所見について理解している	□腫瘍における代表的な所見について確認できる	腹部CTを読影し、腫瘍における代表的な所見について確認できる	○

大項目	中項目	カルテ・データ	フィジカル・スキル	レベル
	□IV-10.5.3 各消化管の炎症における代表的な所見について理解している	□ 各消化管の炎症における代表的な所見について確認できる	腹部CTを読影し、各消化管の炎症における代表的な所見について確認できる	〇
	□IV-10.5.4 腹水における代表的な所見について理解している	□ 腹水における代表的な所見について確認できる	腹部CTを読影し、腹水における代表的な所見について確認できる	〇
	□IV-10.5.5 ガス貯留における代表的な所見について理解している	□ ガス貯留における代表的な所見について確認できる	腹部CTを読影し、ガス貯留における代表的な所見について確認できる	〇
	□IV-10.5.6 その他（上記以外）の代表的な所見について理解している	□ その他（上記以外）の代表的な所見について確認できる	腹部CTを読影し、その他（上記以外）の代表的な所見について確認できる	◇
	□IV-10.5.7 離床時のリスクを腹部CTから予測できる	□ 離床時のリスクを腹部CTから予測できる	離床時のリスクを腹部CTから予測できる	◇
	□IV-10.5.8 離床時の工夫と対処法について理解している	腹部CTに関する離床時の工夫と対処法について理解している	腹部CTを読影し、離床時の工夫と対処法について理解している	☆
□IV-10.6 運動器画像(X-P)	□IV-10.6.1 骨折の所見について確認できる	□ 骨折の有無について確認できる	運動器X-Pを読影し、骨折の有無について確認できる	〇
	□IV-10.6.2 転位の所見について確認できる	□ 転位の有無について確認できる	運動器X-Pを読影し、転位の有無について確認できる	〇
	□IV-10.7.3 骨粗鬆症の所見について確認できる	□ 骨粗鬆症の有無について確認できる	運動器X-Pを読影し、骨粗鬆症の有無について確認できる	〇
	□IV-10.7.4 変形・変性の所見について確認できる	□ 変形・変性の有無について確認できる	運動器X-Pを読影し、変形・変性の有無について確認できる	〇
	□IV-10.7.5 問題点を抽出できる	□ 問題点を抽出できる	運動器X-Pを読影し、問題点を抽出できる	◇
	□IV-10.7.6 離床時のリスクをX-Pから予測できる	□ 離床時のリスクをX-Pから予測できる	離床時のリスクをX-Pから予測できる	◇
	□IV-10.7.7 離床時の工夫と対処法について理解している	運動器X-P画像に関する離床時の工夫と対処法について理解している	運動器X-Pを読影し、離床時の工夫と対処法について理解している	☆

情報の統合

抽出された問題点
（P189にあるⅤ章問題点抽出シートへも転記する）

IV 患者評価とアセスメント

IV -11. 血液検査データ

大項目	中項目	カルテ・データ	フィジカル・スキル	レベル
□IV-11.1 貧血	□IV-11.1.1 データを統合し貧血の評価ができる	□貧血の状態について確認できる	□患者における貧血の状態を確認できる	○
	□IV-11.1.2 問題点を抽出することができる	□問題点を抽出することができる	□情報より問題点を抽出することができる	◇
	□IV-11.1.3 貧血による離床のリスクを予測できる	□離床のリスクを予測できる	□貧血を有する患者における離床のリスクを予測できる	☆
	□IV-11.1.4 貧血を呈した患者の離床時における工夫を説明できる	□患者の離床時における工夫を説明できる	□貧血を有する患者における離床時の工夫と対処法を実施することができる	☆
□IV-11.2 炎症反応	□IV-11.2.1 データを統合し炎症状態の評価ができる	□炎症症状の状態について確認できる	□患者における炎症症状の状態を確認できる	○
	□IV-11.2.2 問題点を抽出することができる	□問題点を抽出することができる	□情報より問題点を抽出することができる	◇
	□IV-11.2.3 炎症による離床のリスクを予測できる	□離床のリスクを予測できる	□炎症症状を有する患者における離床のリスクを予測できる	☆
	□IV-11.2.4 炎症を呈した患者の離床時における工夫を説明できる	□患者の離床時における工夫を説明できる	□炎症症状を有する患者における離床時の工夫と対処法を説明できる	☆
□IV-11.3 出血傾向	□IV-11.3.1 データを統合し出血傾向の評価ができる	□出血傾向の状態について確認できる	□患者における出血傾向の状態を確認できる	○
	□IV-11.3.2 問題点を抽出することができる	□問題点を抽出することができる	□情報より問題点を抽出することができる	◇
	□IV-11.3.3 出血傾向による離床のリスクを予測できる	□離床のリスクを予測できる	□出血傾向を有する患者における離床のリスクを予測できる	☆
	□IV-11.3.4 出血傾向を呈した患者の離床時における工夫を説明できる	□患者の離床時における工夫を説明できる	□出血傾向を有する患者における離床時の工夫と対処法を説明できる	☆
□IV-11.4 肝機能障害	□IV-11.4.1 データを統合し肝機能障害の評価ができる	□肝機能の状態について確認できる	□患者における肝機能の状態を確認できる	○
	□IV-11.4.2 問題点を抽出することができる	□問題点を抽出することができる	□情報より問題点を抽出することができる	◇
	□IV-11.4.3 肝機能障害による離床のリスクを予測できる	□離床のリスクを予測できる	□肝機能障害を有する患者における離床のリスクを予測できる	☆
	□IV-11.4.4 肝機能障害を呈した患者の離床時における工夫を説明できる	□患者の離床時における工夫を説明できる	□肝機能障害を有する患者における離床時の工夫と対処法を説明できる	☆
□IV-11.5 腎機能障害	□IV-11.5.1 データを統合し腎機能障害の評価ができる	□腎機能の状態について確認できる	□患者における腎機能の状態を確認できる	○
	□IV-11.5.2 問題点を抽出することができる	□問題点を抽出することができる	□情報より問題点を抽出することができる	◇
	□IV-11.5.3 腎機能障害による離床のリスクを予測できる	□離床のリスクを予測できる	□腎機能障害を有する患者における離床のリスクを予測できる	☆

大項目	中項目	カルテ・データ	フィジカル・スキル	レベル
	□IV-11.5.4 腎機能障害を呈した患者の離床時における工夫を説明できる	□ 患者の離床時における工夫を説明できる	□ 腎機能障害を有する患者における離床時の工夫と対処法を説明できる	☆
□IV-11.6 電解質異常	□IV-11.6.1 データを統合し電解質異常の評価ができる	□ 電解質の状態について確認できる	□ 患者における電解質の状態を確認できる	〇
	□IV-11.6.2 問題点を抽出することができる	□ 問題点を抽出することができる	□ 情報より問題点を抽出することができる	◇
	□IV-11.6.3 電解質異常による離床のリスクを予測できる	□ 離床のリスクを予測できる	□ 電解質異常を有する患者における離床のリスクを予測できる	☆
	□IV-11.6.4 電解質異常を呈した患者の離床時における工夫を説明できる	□ 患者の離床時における工夫を説明できる	□ 電解質異常を有する患者における離床時の工夫と対処法を説明できる	☆
□IV-11.7 CPK異常	□IV-11.7.1 データを統合しCPKの評価ができる	□ CPKの状態について確認できる	□ 患者におけるCPKの状態を確認できる	〇
	□IV-11.7.2 問題点を抽出することができる	□ 問題点を抽出することができる	□ 情報より問題点を抽出することができる	◇
	□IV-11.7.3 CPK異常による離床のリスクを予測できる	□ 離床のリスクを予測できる	□ CPK異常を有する患者における離床のリスクを予測できる	☆
	□IV-11.7.4 CPK異常を呈した患者の離床時における工夫を説明できる	□ 患者の離床時における工夫を説明できる	□ CPK異常を有する患者における離床時の工夫と対処法を説明できる	☆
□IV-11.8 血糖異常	□IV-11.8.1 データを統合し血糖異常の評価ができる	□ 血糖の状態について確認できる	□ 患者における血糖の状態を確認できる	〇
	□IV-11.8.2 問題点を抽出することができる	□ 問題点を抽出することができる	□ 情報より問題点を抽出することができる	◇
	□IV-11.8.3 血糖異常による離床のリスクを予測できる	□ 離床のリスクを予測できる	□ 血糖異常を有する患者における離床のリスクを予測できる	☆
	□IV-11.8.4 血糖異常を呈した患者の離床時における工夫を説明できる	□ 患者の離床時における工夫を説明できる	□ 血糖異常を有する患者における離床時の工夫と対処法を説明できる	☆
□IV-11.9 栄養異常	□IV-11.9.1 データを統合し栄養異常の評価ができる	□ 栄養の状態について確認できる	□ 患者における栄養の状態を確認できる	〇
	□IV-11.9.2 問題点を抽出することができる	□ 問題点を抽出することができる	□ 情報より問題点を抽出することができる	◇
	□IV-11.9.3 栄養異常による離床のリスクを予測できる	□ 離床のリスクを予測できる	□ 栄養異常を有する患者における離床のリスクを予測できる	☆
	□IV-11.9.4 栄養異常を呈した患者の離床時における工夫を説明できる	□ 患者の離床時における工夫を説明できる	□ 栄養異常を有する患者における離床時の工夫と対処法を説明できる	☆

IV-11 血液検査データ

情報の統合

抽出された問題点 （P189にあるV章問題点抽出シートへも転記する）

Ⅳ 患者評価とアセスメント

Ⅳ-12. 血液ガスデータ

大項目	中項目	カルテ・データ	フィジカル・スキル	レベル
□Ⅳ-12.1 血液ガス	□Ⅳ-12.1.1 血液ガスデータを統合し状態を評価できる	□血液ガスの状態について確認できる	□血液ガスデータを用いて患者の状態を確認できる	○
	□Ⅳ-12.1.2 問題点を抽出できる	□問題点を抽出できる	□情報より問題点を抽出できる	○
	□Ⅳ-12.1.3 採血後における離床時の工夫と対処法を説明できる	□採血後における離床時の工夫と対処法を説明できる	□採血後の患者における離床時の工夫と対処法を説明できる	○
	□Ⅳ-12.1.4 血液ガスデータが異常を示す症例の離床のリスクを予測できる	□血液ガスデータ異常を示す患者の離床のリスクを予測できる	□血ガス異常を有する患者における離床のリスクを予測できる	☆
	□Ⅳ-12.1.5 血液ガスデータが異常を示す患者の離床時の工夫と対処法を説明できる	□血液ガスデータが異常を示す患者の離床時の工夫と対処法を説明できる	□血液ガスデータが異常を示す患者の離床時の工夫と対処法を説明できる	☆
□Ⅳ-12.2 P/F比	□Ⅳ-12.2.1 P/F比から呼吸状態を評価できる	□P/F比の状態について確認できる	□P/F比を用いて患者の状態を確認できる	○
	□Ⅳ-12.2.2 問題点を抽出できる	□問題点を抽出できる	□情報より問題点を抽出できる	◇
	□Ⅳ-12.2.3 P/F比が異常を示す症例の離床のリスクを予測できる	□P/F比異常の離床のリスクを予測できる	□P/F比の異常を有する患者における離床のリスクを予測できる	☆
	□Ⅳ-12.2.4 P/F比が異常を示す症例の離床時の工夫と対処法を説明できる	□P/F比の異常を示す患者の離床時における工夫を説明できる	□P/F比の異常を有する患者における離床時の工夫と対処法を説明できる	☆
□Ⅳ-12.3 酸・塩基平衡	□Ⅳ-12.3.1 酸・塩基平衡にまつわるデータを統合し状態を評価できる	□酸・塩基平衡の状態について確認できる	□患者の酸・塩基平衡の状態を確認できる	◇
	□Ⅳ-12.3.2 問題点を抽出できる	□問題点を抽出できる	□情報より問題点を抽出できる	◇
	□Ⅳ-12.3.3 pHが異常を示す患者の離床のリスクを説明できる	□酸・塩基平衡異常の離床のリスクを予測できる	□酸・塩基平衡異常を有する患者における離床のリスクを予測できる	☆
	□Ⅳ-12.3.4 pHが異常を示す患者の離床時の工夫と対処法	□酸・塩基平衡異常患者の離床時における工夫を説明できる	□酸・塩基平衡異常を有する患者における離床時の工夫と対処法を説明できる	☆

情報の統合

抽出された問題点 （P189にあるⅤ章問題点抽出シートへも転記する）

IV 患者評価とアセスメント

IV -13. 肺機能検査

大項目	中項目	カルテ・データ	フィジカル・スキル	レベル
□IV-13.1 肺機能検査	□IV-13.1.1 肺機能検査データをみて病態を把握できる	□ 肺機能の状態について確認できる	□ 患者における肺機能の状態を確認できる	○
	□IV-13.1.2 フローボリューム曲線の変化から病態を把握できる	□ フローボリューム曲線から病態を把握できる	□ フローボリューム曲線を読み、肺機能の異常を確認できる。	◇
	□IV-13.1.3 問題点を抽出できる	□ 問題点を抽出できる	□ 情報より問題点を抽出できる	☆
	□IV-13.1.4 肺機能検査のデータから離床のリスクを予測できる	□ 肺機能異常患者の離床のリスクを予測できる	□ 肺機能異常を有する患者における離床のリスクを予測できる	☆
	□IV-13.1.5 肺機能検査データが異常値を示している患者の離床時の工夫と対処法を説明できる	□ 肺機能の異常患者の離床時における工夫を説明できる	□ 肺機能の異常を有する患者における離床時の工夫と対処法を説明できる	☆

情報の統合

抽出された問題点 （P189にあるⅤ章問題点抽出シートへも転記する）

IV 患者評価とアセスメント

IV-14. 心機能検査

大項目	中項目	カルテ・データ	フィジカル・スキル	レベル
□IV-14.1 心電図	□IV-14.1.1 心電図判読の手順に従って判読できる	□心電図の結果を確認できる	□モニターより患者の心電図の状態を確認できる	○
	□IV-14.1.2 心電図から心拍数を測定できる	□心拍数の状態について確認できる	□モニターより患者の心拍数の状態を確認できる	○
	□IV-14.1.3 不整脈から状態を把握できる	□不整脈の状態について確認できる	□モニターより患者の不整脈の状態を確認できる	◇
	□IV-14.1.4 問題点を抽出できる	□問題点を抽出できる	□情報より問題点を抽出できる	◇
	□IV-14.1.5 離床時のリスクを心電図から予測できる	□心電図異常の離床のリスクを予測できる	□心電図異常を有する患者における離床のリスクを予測できる	☆
	□IV-14.1.6 不整脈を有する患者における離床時の工夫と対処法を説明できる	□不整脈患者の離床時における工夫を説明できる	□不整脈を有する患者における離床時の工夫と対処法を説明できる	☆
□IV-14.2 ホルター心電図	□IV-14.2.1 ホルター心電図解析用紙の手順を説明できる	□ホルター心電図の結果を確認できる	□ホルター心電図解析用紙から情報を確認できる	○
	□IV-14.2.2 ホルター心電図解析用紙から1日トータル心拍数を測定できる	□ホルター心電図解析用紙から1日トータル心拍数について確認できる	□ホルター心電図解析用紙から1日トータル心拍数を確認できる	○
	□IV-14.2.3 ホルター心電図解析用紙から不整脈の状態を把握できる	□ホルター心電図解析用紙から不整脈の状態について確認できる	□ホルター心電図解析用紙から不整脈の状態を確認できる	◇
	□IV-14.2.4 問題点を抽出できる	□問題点を抽出できる	□情報より問題点を抽出できる	◇
	□IV-14.2.5 離床時のリスクをホルター心電図解析結果から予測できる	□ホルター心電図解析結果から離床のリスクを予測できる	□ホルター心電図異常を有する患者における離床のリスクを予測できる	☆
	□IV-14.2.6 不整脈を有する患者における離床時の工夫と対処法を説明できる	□不整脈を有する患者の離床時における工夫と対処法を説明できる	□不整脈を有する患者における離床時の工夫と対処法を説明できる	☆
□IV-14.3 心臓超音波検査 （心エコー検査）	□IV-14.3.1 画像について説明できる	□心機能の状態について確認できる	□心エコー結果用紙より心機能の状態を確認できる	○
	□IV-14.3.2 問題点を抽出できる	□問題点を抽出できる	□心エコー結果用紙より問題点を抽出できる	◇
	□IV-14.3.3 離床時のリスクを心エコーから予測できる	□心機能異常の離床のリスクを予測できる	□心エコー結果用紙より心機能異常を有する患者における離床のリスクを予測できる	☆
	□IV-14.3.4 離床時の工夫と対処法を説明できる	□心機能異常患者の離床時における工夫を説明できる	□心エコー結果用紙より心機能の異常を有する患者における離床時の工夫と対処法を説明できる	☆

情報の統合

抽出された問題点 （P189にあるⅤ章問題点抽出シートへも転記する）

IV 患者評価とアセスメント

IV-15. 投薬情報

大項目	中項目	カルテ・データ	フィジカル・スキル	レベル
□IV-15.1 投薬の基礎知識	□IV-15.1.1 持参薬から患者のもつ病態を予測できる	□持参薬の確認、病態の把握、併存症などについて確認できる	□持参薬の確認、病態の把握、併存症などについて確認できる	○
	□IV-15.1.2 処方薬から患者のもつ病態を予測できる	□処方薬から病態を予測できる	□処方薬から病態を予測できる	○
	□IV-15.1.3 投与経路について確認できる	□投与経路について確認できる	□投与経路について確認できる	○
	□IV-15.1.4 問題点を抽出できる	□薬剤情報より問題点を抽出できる	□使用薬剤より問題点を抽出できる	◇
	□IV-15.1.5 薬剤の種類から離床のリスクを予測できる	□薬剤情報より離床のリスクを予測できる	□使用薬剤より患者の離床のリスクを予測できる	☆
	□IV-15.1.6 薬剤の種類から離床時の工夫と対処法を説明できる	□薬剤情報より離床時の工夫と対処法を説明できる	□使用薬剤より患者の離床時の工夫と対処法を説明できる	☆
□IV-15.2 強心薬・心不全治療薬	□IV-15.2.1 持参薬から患者のもつ病態を予測できる	□持参薬の状況について確認できる	□持参薬について確認できる	○
	□IV-15.2.2 処方薬から患者のもつ病態を予測できる	□処方薬から状況を予測できる	□処方薬について確認できる	○
	□IV-15.2.3 問題点を抽出できる	□問題点を抽出できる	□使用薬剤より問題点を抽出できる	◇
	□IV-15.2.4 薬剤の種類から離床のリスクを予測できる	□薬剤の種類から離床のリスクを予測できる	□使用薬剤より患者における離床のリスクを予測できる	☆
	□IV-15.2.5 薬剤の種類から離床時の工夫と対処法を説明できる	□薬剤の種類から離床時の工夫と対処法を説明できる	□使用薬剤より患者における離床時の工夫と対処法を説明できる	☆
□IV-15.3 降圧薬	□IV-15.3.1 持参薬から患者のもつ病態を予測できる	□持参薬の状況について確認できる	□持参薬の状況について確認できる	○
	□IV-15.3.2 処方薬から患者のもつ病態を予測できる	□処方薬から病態を予測できる	□処方薬の状況について確認できる	○
	□IV-15.3.3 問題点を抽出できる	□問題点を抽出できる	□情報より問題点を抽出できる	◇
	□IV-15.3.4 薬剤の種類から離床のリスクを予測できる	□薬剤の種類から離床のリスクを予測できる	□使用薬剤より患者における離床のリスクを予測できる	☆
	□IV-15.3.5 薬剤の種類から離床時の工夫と対処法を説明できる	□薬剤の種類から離床時の工夫と対処法を説明できる	□使用薬剤より患者における離床時の工夫と対処法を説明できる	☆
□IV-15.4 抗不整脈薬	□IV-15.4.1 持参薬から患者のもつ病態を予測できる	□持参薬の状況について確認できる	□持参薬の状況について確認できる	○
	□IV-15.4.2 処方薬から患者のもつ病態を予測できる	□処方薬から病態を予測できる	□処方薬の状況について確認できる	○
	□IV-15.4.3 問題点を抽出できる	□問題点を抽出できる	□情報より問題点を抽出できる	◇

大項目	中項目	カルテ・データ	フィジカル・スキル	レベル
	□IV-15.4.4 薬剤の種類から離床のリスクを 予測できる	□ 薬剤の種類から離床のリスクを予 測できる	□ 使用薬剤より患者における離床の リスクを予測できる	☆
	□IV-15.4.5 薬剤の種類から離床時の工夫と 対処法を説明できる	□ 薬剤の種類から離床時の工夫と対 処法を説明できる	□ 使用薬剤より患者における離床時 の工夫と対処法を説明できる	☆
□IV-15.5 狭心薬	□IV-15.5.1 持参薬から患者のもつ病態を予 測できる	□ 持参薬の状況について確認できる	□ 持参薬の状況について確認できる	○
	□IV-15.5.2 処方薬から患者のもつ病態を予 測できる	□ 処方薬から病態を予測できる	□ 処方薬の状況について確認できる	○
	□IV-15.5.3 問題点を抽出できる	□ 問題点を抽出できる	□ 情報より問題点を抽出できる	◇
	□IV-15.5.4 薬剤の種類から離床のリスクを 予測できる	□ 薬剤の種類から離床のリスクを予 測できる	□ 使用薬剤より患者における離床の リスクを予測できる	☆
	□IV-15.5.5 薬剤の種類から離床時の工夫と 対処法を説明できる	□ 薬剤の種類から離床時の工夫と対 処法を説明できる	□ 使用薬剤より患者における離床時 の工夫と対処法を説明できる	☆
□IV-15.6 血管拡張薬	□IV-15.6.1 持参薬から患者のもつ病態を予 測できる	□ 持参薬の状況について確認できる	□ 持参薬の状況について確認できる	○
	□IV-15.6.2 処方薬から患者のもつ病態を予 測できる	□ 処方薬から病態を予測できる	□ 処方薬の状況について確認できる	○
	□IV-15.6.3 問題点を抽出できる	□ 問題点を抽出できる	□ 情報より問題点を抽出できる	◇
	□IV-15.6.4 薬剤の種類から離床のリスクを 予測できる	□ 薬剤の種類から離床のリスクを予 測できる	□ 使用薬剤より患者における離床の リスクを予測できる	☆
	□IV-15.6.5 薬剤の種類から離床時の工夫と 対処法を説明できる	□ 薬剤の種類から離床時の工夫と対 処法を説明できる	□ 使用薬剤より患者における離床時 の工夫と対処法を説明できる	☆
□IV-15.7 抗血小板・抗 凝固薬	□IV-15.7.1 持参薬から患者のもつ病態を予 測できる	□ 持参薬の状況について確認できる	□ 持参薬の状況について確認できる	○
	□IV-15.7.2 処方薬から患者のもつ病態を予 測できる	□ 処方薬から病態を予測できる	□ 処方薬の状況について確認できる	○
	□IV-15.7.3 問題点を抽出できる	□ 問題点を抽出できる	□ 情報より問題点を抽出できる	◇
	□IV-15.7.4 薬剤の種類から離床のリスクを 予測できる	□ 薬剤の種類から離床のリスクを予 測できる	□ 使用薬剤より患者における離床の リスクを予測できる	☆
	□IV-15.7.5 薬剤の種類から離床のリスクを 予測できる	□ 薬剤の種類から離床時の工夫と対 処法を説明できる	□ 使用薬剤より患者における離床時 の工夫と対処法を説明できる	☆
□IV-15.8 利尿薬	□IV-15.8.1 持参薬から患者のもつ病態を予 測できる	□ 持参薬の状況について確認できる	□ 持参薬の状況について確認できる	○
	□IV-15.8.2 処方薬から患者のもつ病態を予 測できる	□ 処方薬から病態を予測できる	□ 処方薬の状況について確認できる	○
	□IV-15.8.3 問題点を抽出できる	□ 問題点を抽出できる	□ 情報より問題点を抽出できる	◇

大項目	中項目	カルテ・データ	フィジカル・スキル	レベル
	□IV-15.8.4 薬剤の種類から離床のリスクを予測できる	□ 薬剤の種類から離床のリスクを予測できる	□ 使用薬剤より患者における離床のリスクを予測できる	☆
	□IV-15.8.5 薬剤の種類から離床時の工夫と対処法を説明できる	□ 薬剤の種類から離床時の工夫と対処法を説明できる	□ 使用薬剤より患者における離床時の工夫と対処法を説明できる	☆
□IV-15.9 睡眠導入薬	□IV-15.9.1 持参薬から患者のもつ病態を予測できる	□ 持参薬の状況について確認できる	□ 持参薬の状況について確認できる	〇
	□IV-15.9.2 処方薬から患者のもつ病態を予測できる	□ 処方薬から病態を予測できる	□ 処方薬の状況について確認できる	〇
	□IV-15.9.3 問題点を抽出できる	□ 問題点を抽出できる	□ 情報より問題点を抽出できる	◇
	□IV-15.9.4 薬剤の種類から離床のリスクを予測できる	□ 薬剤の種類から離床のリスクを予測できる	□ 使用薬剤より患者における離床のリスクを予測できる	☆
	□IV-15.9.5 薬剤の種類から離床時の工夫と対処法を説明できる	□ 薬剤の種類から離床時の工夫と対処法を説明できる	□ 使用薬剤より患者における離床時の工夫と対処法を説明できる	☆
□IV-15.10 鎮静薬	□IV-15.10.1 持参薬から患者のもつ病態を予測できる	□ 持参薬の状況について確認できる	□ 持参薬の状況について確認できる	〇
	□IV-15.10.2 処方薬から患者のもつ病態を予測できる	□ 処方薬から病態を予測できる	□ 処方薬の状況について確認できる	〇
	□IV-15.10.3 問題点を抽出できる	□ 問題点を抽出できる	□ 情報より問題点を抽出できる	◇
	□IV-15.10.4 薬剤の種類から離床のリスクを予測できる	□ 薬剤の種類から離床のリスクを予測できる	□ 使用薬剤より患者における離床のリスクを予測できる	☆
	□IV-15.10.5 薬剤の種類から離床時の工夫と対処法を説明できる	□ 薬剤の種類から離床時の工夫と対処法を説明できる	□ 使用薬剤より患者における離床時の工夫と対処法を説明できる	☆
□IV-15.11 筋弛緩薬	□IV-15.11.1 持参薬から患者のもつ病態を予測できる	□ 持参薬の状況について確認できる	□ 持参薬の状況について確認できる	〇
	□IV-15.11.2 処方薬から患者のもつ病態を予測できる	□ 処方薬から病態を予測できる	□ 処方薬の状況について確認できる	〇
	□IV-15.11.3 問題点を抽出できる	□ 問題点を抽出できる	□ 情報より問題点を抽出できる	◇
	□IV-15.11.4 薬剤の種類から離床のリスクを予測できる	□ 薬剤の種類から離床のリスクを予測できる	□ 使用薬剤より患者における離床のリスクを予測できる	☆
	□IV-15.11.5 薬剤の種類から離床時の工夫と対処法を説明できる	□ 薬剤の種類から離床時の工夫と対処法を説明できる	□ 使用薬剤より患者における離床時の工夫と対処法を説明できる	☆
□IV-15.12 抗菌薬	□IV-15.12.1 持参薬から患者のもつ病態を予測できる	□ 持参薬の状況について確認できる	□ 持参薬の状況について確認できる	〇
	□IV-15.12.2 処方薬から患者のもつ病態を予測できる	□ 処方薬から病態を予測できる	□ 処方薬の状況について確認できる	〇
	□IV-15.12.3 問題点を抽出できる	□ 問題点を抽出できる	□ 情報より問題点を抽出できる	◇

IV-15 投薬情報

大項目	中項目	カルテ・データ	フィジカル・スキル	レベル
	□IV-15.12.4 薬剤の種類から離床のリスクを予測できる	□薬剤の種類から離床のリスクを予測できる	□使用薬剤より患者における離床のリスクを予測できる	☆
	□IV-15.12.5 薬剤の種類から離床時の工夫と対処法を説明できる	□薬剤の種類から離床時の工夫と対処法を説明できる	□使用薬剤より患者における離床時の工夫と対処法を説明できる	☆
□IV-15.13 抗アレルギー薬	□IV-15.13.1 持参薬から患者のもつ病態を予測できる	□持参薬の状況について確認できる	□持参薬の状況について確認できる	〇
	□IV-15.13.2 処方薬から患者のもつ病態を予測できる	□処方薬から病態を予測できる	□処方薬の状況について確認できる	〇
	□IV-15.13.3 問題点を抽出できる	□問題点を抽出できる	□情報より問題点を抽出できる	◇
	□IV-15.13.4 薬剤の種類から離床のリスクを予測できる	□薬剤の種類から離床のリスクを予測できる	□使用薬剤より患者における離床のリスクを予測できる	☆
	□IV-15.13.5 薬剤の種類から離床時の工夫と対処法を説明できる	□薬剤の種類から離床時の工夫と対処法を説明できる	□使用薬剤より患者における離床時の工夫と対処法を説明できる	☆
□IV-15.14 去痰・鎮咳薬	□IV-15.14.1 持参薬から患者のもつ病態を予測できる	□持参薬の状況について確認できる	□持参薬の状況について確認できる	〇
	□IV-15.14.2 処方薬から患者のもつ病態を予測できる	□処方薬から病態を予測できる	□処方薬の状況について確認できる	〇
	□IV-15.14.3 問題点を抽出できる	□問題点を抽出できる	□情報より問題点を抽出できる	◇
	□IV-15.14.4 薬剤の種類から離床のリスクを予測できる	□薬剤の種類から離床のリスクを予測できる	□使用薬剤より患者における離床のリスクを予測できる	☆
	□IV-15.14.5 薬剤の種類から離床時の工夫と対処法を説明できる	□薬剤の種類から離床時の工夫と対処法を説明できる	□使用薬剤より患者における離床時の工夫と対処法を説明できる	☆
□IV-15.15 気管支拡張薬	□IV-15.15.1 持参薬から患者のもつ病態を予測できる	□持参薬の状況について確認できる	□持参薬の状況について確認できる	〇
	□IV-15.15.2 処方薬から患者のもつ病態を予測できる	□処方薬から病態を予測できる	□処方薬の状況について確認できる	〇
	□IV-15.15.3 問題点を抽出できる	□問題点を抽出できる	□情報より問題点を抽出できる	◇
	□IV-15.15.4 薬剤の種類から離床のリスクを予測できる	□薬剤の種類から離床のリスクを予測できる	□使用薬剤より患者における離床のリスクを予測できる	☆
	□IV-15.15.5 薬剤の種類から離床時の工夫と対処法を説明できる	□薬剤の種類から離床時の工夫と対処法を説明できる	□使用薬剤より患者における離床時の工夫と対処法を説明できる	☆
□IV-15.16 血糖降下薬・インスリン製剤	□IV-15.16.1 持参薬から患者のもつ病態を予測できる	□持参薬の状況について確認できる	□持参薬の状況について確認できる	〇
	□IV-15.16.2 処方薬から患者のもつ病態を予測できる	□処方薬から病態を予測できる	□処方薬の状況について確認できる	〇
	□IV-15.16.3 問題点を抽出できる	□問題点を抽出できる	□情報より問題点を抽出できる	◇

大項目	中項目	カルテ・データ	フィジカル・スキル	レベル
	□IV-15.16.4 薬剤の種類から離床のリスクを 予測できる	□ 薬剤の種類から離床のリスクを予 測できる	□ 使用薬剤より患者における離床の リスクを予測できる	☆
	□IV-15.16.5 薬剤の種類から離床時の工夫と 対処法を説明できる	□ 薬剤の種類から離床時の工夫と対 処法を説明できる	□ 使用薬剤より患者における離床時 の工夫と対処法を説明できる	☆
□IV-15.17 消化性潰瘍治 療薬	□IV-15.17.1 持参薬から患者のもつ病態を予 測できる	□ 持参薬の状況について確認できる	□ 持参薬の状況について確認できる	○
	□IV-15.17.2 処方薬から患者のもつ病態を予 測できる	□ 処方薬から病態を予測できる	□ 処方薬の状況について確認できる	○
	□IV-15.17.3 問題点を抽出できる	□ 問題点を抽出できる	□ 情報より問題点を抽出できる	◇
	□IV-15.17.4 薬剤の種類から離床のリスクを 予測できる	□ 薬剤の種類から離床のリスクを予 測できる	□ 使用薬剤より患者における離床の リスクを予測できる	☆
	□IV-15.17.5 薬剤の種類から離床時の工夫と 対処法を説明できる	□ 薬剤の種類から離床時の工夫と対 処法を説明できる	□ 使用薬剤より患者における離床時 の工夫と対処法を説明できる	☆
□IV-15.18 抗脳浮腫薬	□IV-15.18.1 処方薬から患者のもつ病態を予 測できる	□ 処方薬から病態を予測できる	□ 処方薬の状況について確認できる	○
	□IV-15.18.2 問題点を抽出できる	□ 問題点を抽出できる	□ 情報より問題点を抽出できる	◇
	□IV-15.18.3 薬剤の種類から離床のリスクを 予測できる	□ 薬剤の種類から離床のリスクを予 測できる	□ 使用薬剤より患者における離床の リスクを予測できる	☆
	□IV-15.18.4 薬剤の種類から離床のリスクを 予測できる	□ 薬剤の種類から離床時の工夫と対 処法を説明できる	□ 使用薬剤より患者における離床時 の工夫と対処法を説明できる	☆
□IV-15.19 血栓溶解薬	□IV-15.19.1 処方薬から患者のもつ病態を予 測できる	□ 処方薬から病態を予測できる	□ 処方薬の状況について確認できる	○
	□IV-15.19.2 問題点を抽出できる	□ 問題点を抽出できる	□ 情報より問題点を抽出できる	◇
	□IV-15.19.3 薬剤の種類から離床のリスクを 予測できる	□ 薬剤の種類から離床のリスクを予 測できる	□ 使用薬剤より患者における離床の リスクを予測できる	☆
	□IV-15.19.4 薬剤の種類から離床のリスクを 予測できる	□ 薬剤の種類から離床時の工夫と対 処法を説明できる	□ 使用薬剤より患者における離床時 の工夫と対処法を説明できる	☆
□IV-15.20 脳保護薬	□IV-15.20.1 処方薬から患者のもつ病態を予 測できる	□ 処方薬から病態を予測できる	□ 処方薬の状況について確認できる	○
	□IV-15.20.2 問題点を抽出できる	□ 問題点を抽出できる	□ 情報より問題点を抽出できる	◇
	□IV-15.20.3 薬剤の種類から離床のリスクを 予測できる	□ 薬剤の種類から離床のリスクを予 測できる	□ 使用薬剤より患者における離床の リスクを予測できる	☆
	□IV-15.20.4 薬剤の種類から離床のリスクを 予測できる	□ 薬剤の種類から離床時の工夫と対 処法を説明できる	□ 使用薬剤より患者における離床時 の工夫と対処法を説明できる	☆
□IV-15.21 抗てんかん・ 抗痙攣薬	□IV-15.21.1 持参薬から患者のもつ病態を予 測できる	□ 持参薬の状況について確認できる	□ 持参薬の状況について確認できる	○

大項目	中項目	カルテ・データ	フィジカル・スキル	レベル
	□IV-15.21.2 処方薬から患者のもつ病態を予測できる	□ 処方薬から病態を予測できる	□ 処方薬の状況について確認できる	○
	□IV-15.21.3 問題点を抽出できる	□ 問題点を抽出できる	□ 情報より問題点を抽出できる	◇
	□IV-15.21.4 薬剤の種類から離床のリスクを予測できる	□ 薬剤の種類から離床のリスクを予測できる	□ 使用薬剤より患者における離床のリスクを予測できる	☆
	□IV-15.21.5 薬剤の種類から離床時の工夫と対処法を説明できる	□ 薬剤の種類から離床時の工夫と対処法を説明できる	□ 使用薬剤より患者における離床時の工夫と対処法を説明できる	☆
□IV-15.22 鎮痛薬	□IV-15.22.1 持参薬から患者のもつ病態を予測できる	□ 持参薬の状況について確認できる	□ 持参薬の状況について確認できる	○
	□IV-15.22.2 処方薬から患者のもつ病態を予測できる	□ 処方薬から病態を予測できる	□ 処方薬の状況について確認できる	○
	□IV-15.22.3 問題点を抽出できる	□ 問題点を抽出できる	□ 情報より問題点を抽出できる	◇
	□IV-15.22.4 薬剤の種類から離床のリスクを予測できる	□ 薬剤の種類から離床のリスクを予測できる	□ 使用薬剤より患者における離床のリスクを予測できる	☆
	□IV-15.22.5 離床時の工夫と対処法	□ 薬剤の種類から離床時の工夫と対処法を説明できる	□ 使用薬剤より患者における離床時の工夫と対処法を説明できる	☆
□IV-15.23 麻酔薬	□IV-15.23.1 処方薬から患者のもつ病態を予測できる	□ 処方薬から病態を予測できる	□ 処方薬の状況について確認できる	○
	□IV-15.23.2 問題点を抽出できる	□ 問題点を抽出できる	□ 情報より問題点を抽出できる	○
	□IV-15.23.3 薬剤の種類から離床のリスクを予測できる	□ 薬剤の種類から離床のリスクを予測できる	□ 使用薬剤より患者における離床のリスクを予測できる	◇
	□IV-15.23.4 薬剤の種類から離床時の工夫と対処法を説明できる	□ 薬剤の種類から離床時の工夫と対処法を説明できる	□ 使用薬剤より患者における離床時の工夫と対処法を説明できる	☆

情報の統合

抽出された問題点 （P189にあるV章問題点抽出シートへも転記する）

IV 患者評価とアセスメント

IV-16. 合併症

大項目	中項目	カルテ・データ	フィジカル・スキル	レベル
□IV-16.1 誤嚥性肺炎	□IV-16.1.1 各検査データとフィジカルアセスメントを統合し、病態・重症度を評価できる	□各検査データを統合し、病態・重症度を評価できる	□フィジカルアセスメントを統合し、病態・重症度を評価できる	○
	□IV-16.1.2 問題点を抽出できる	□問題点を抽出できる	□情報より問題点を抽出できる	◇
	□IV-16.1.3 誤嚥性肺炎を呈する患者における離床のリスクを予測できる	□誤嚥性肺炎を呈する患者における離床のリスクを予測できる	□誤嚥性肺炎を呈する患者における離床のリスクを予測できる	☆
	□IV-16.1.4 誤嚥性肺炎を呈する患者における離床時の工夫と対処法について説明できる	□誤嚥性肺炎を呈する患者における離床時の工夫と対処法について説明できる	□誤嚥性肺炎を呈する患者における離床時の工夫と対処法について説明できる	☆
□IV-16.2 人工呼吸器関連肺炎（VAP）	□IV-16.2.1 各検査データとフィジカルアセスメントを統合し、病態・重症度を評価できる	□各検査データを統合し、病態・重症度を評価できる	□フィジカルアセスメントを統合し、病態・重症度を評価できる	○
	□IV-16.2.2 問題点を抽出できる	□問題点を抽出できる	□情報より問題点を抽出できる	◇
	□IV-16.2.3 人工呼吸器関連肺炎を呈する患者における離床のリスクを予測できる	□人工呼吸器関連肺炎を呈する患者における離床のリスクを予測できる	□人工呼吸器関連肺炎を呈する患者における離床のリスクを予測できる	☆
	□IV-16.2.4 人工呼吸器関連肺炎を呈する患者における離床時の工夫と対処法について説明できる	□人工呼吸器関連肺炎を呈する患者における離床時の工夫と対処法について説明できる	□人工呼吸器関連肺炎を呈する患者における離床時の工夫と対処法について説明できる	☆
□IV-16.3 急性呼吸窮迫症候群（ARDS）	□IV-16.3.1 各検査データとフィジカルアセスメントを統合し、病態・重症度を評価できる	□各検査データを統合し、病態・重症度を評価できる	□フィジカルアセスメントを統合し、病態・重症度を評価できる	○
	□IV-16.3.2 問題点を抽出できる	□問題点を抽出できる	□情報より問題点を抽出できる	◇
	□IV-16.3.3 ARDSを呈する患者における離床のリスクを予測できる	□ARDSを呈する患者における離床のリスクを予測できる	□ARDSを呈する患者における離床のリスクを予測できる	☆
	□IV-16.3.4 ARDSを呈する患者における離床時の工夫と対処法について説明できる	□ARDSを呈する患者における離床時の工夫と対処法について説明できる	□ARDSを呈する患者における離床時の工夫と対処法について説明できる	☆
□IV-16.4 深部静脈血栓症、肺塞栓症	□IV-16.4.1 各検査データとフィジカルアセスメントを統合し、病態・重症度を評価できる	□各検査データを統合し、病態・重症度を評価できる	□フィジカルアセスメントを統合し、病態・重症度を評価できる	○
	□IV-16.4.2 問題点を抽出できる	□問題点を抽出できる	□情報より問題点を抽出できる	◇
	□IV-16.4.3 深部静脈血栓症、肺塞栓症を呈する患者における離床のリスクを予測できる	□深部静脈血栓症、肺塞栓症を呈する患者における離床のリスクを予測できる	□深部静脈血栓症、肺塞栓症を呈する患者における離床のリスクを予測できる	☆
	□IV-16.4.4 深部静脈血栓症、肺塞栓症を呈する患者における離床時の工夫と対処法について説明できる	□深部静脈血栓症、肺塞栓症を呈する患者における離床時の工夫と対処法について説明できる	□深部静脈血栓症、肺塞栓症を呈する患者における離床時の工夫と対処法について説明できる	☆

大項目	中項目	カルテ・データ	フィジカル・スキル	レベル
□IV-16.5 多臓器不全	□IV-16.5.1 各検査データとフィジカルアセスメントを統合し、病態・重症度を評価できる	□各検査データを統合し、病態・重症度を評価できる	□フィジカルアセスメントを統合し、病態・重症度を評価できる	○
	□IV-16.5.2 問題点を抽出できる	□問題点を抽出できる	□情報より問題点を抽出できる	◇
	□IV-16.5.3 多臓器不全を呈する患者における離床のリスクとその予防法を列挙できる	□多臓器不全を呈する患者における離床のリスクとその予防法を列挙できる	□多臓器不全を呈する患者における離床のリスクを予測できる予防法を列挙できる	☆
	□IV-16.5.4 多臓器不全を呈する患者における離床時の工夫と対処法について説明できる	□多臓器不全を呈する患者における離床時の工夫と対処法について説明できる	□多臓器不全を呈する患者における離床時の工夫と対処法について説明できる	☆
	□IV-16.5.5 播種性血管内凝固症候群（DIC）を呈する患者における離床のリスクとその予防法を列挙できる	□播種性血管内凝固症候群（DIC）を呈する患者における離床のリスクとその予防法を列挙できる	□播種性血管内凝固症候群（DIC）を呈する患者における離床のリスクを予測できる予防法を列挙できる	☆
	□IV-16.5.6 播種性血管内凝固症候群（DIC）を呈する患者における離床時の工夫と対処法について説明できる	□播種性血管内凝固症候群（DIC）を呈する患者における離床時の工夫と対処法について説明できる	□播種性血管内凝固症候群（DIC）を呈する患者における離床時の工夫と対処法について説明できる	☆
□IV-16.6 全身性炎症反応症候群（SIRS）	□IV-16.6.1 各検査データとフィジカルアセスメントを統合し、病態・重症度を評価できる	□各検査データを統合し、病態・重症度を評価できる	□フィジカルアセスメントを統合し、病態・重症度を評価できる	○
	□IV-16.6.2 問題点を抽出できる	□問題点を抽出できる	□情報より問題点を抽出できる	◇
	□IV-16.6.3 全身性炎症反応症候群を呈する患者における離床のリスクとその予防法を列挙できる	□全身性炎症反応症候群を呈する患者における離床のリスクとその予防法を列挙できる	□全身性炎症反応症候群を呈する患者における離床のリスクを予測できる予防法を列挙できる	☆
	□IV-16.6.4 全身性炎症反応症候群を呈する患者における離床時の工夫と対処法について説明できる	□全身性炎症反応症候群を呈する患者における離床時の工夫と対処法について説明できる	□全身性炎症反応症候群を呈する患者における離床時の工夫と対処法について説明できる	☆
□IV-16.7 感染症	□IV-16.7.1 各検査データとフィジカルアセスメントを統合し、病態・重症度を評価できる	□各検査データを統合し、病態・重症度を評価できる	□フィジカルアセスメントを統合し、病態・重症度を評価できる	○
	□IV-16.7.2 問題点を抽出できる	□問題点を抽出できる	□情報より問題点を抽出できる	◇
	□IV-16.7.3 感染症を呈する患者における離床のリスクとその予防法を列挙できる	□感染症を呈する患者における離床のリスクとその予防法を列挙できる	□感染症を呈する患者における離床のリスクを予測できる予防法を列挙できる	☆
	□IV-16.7.4 感染症を呈する患者における離床時の工夫と対処法について説明できる	□感染症を呈する患者における離床時の工夫と対処法について説明できる	□感染症を呈する患者における離床時の工夫と対処法について説明できる	☆
□IV-16.8 イレウス	□IV-16.8.1 各検査データとフィジカルアセスメントを統合し、病態・重症度を評価できる	□各検査データを統合し、病態・重症度を評価できる	□フィジカルアセスメントを統合し、病態・重症度を評価できる	○
	□IV-16.8.2 問題点を抽出できる	□問題点を抽出できる	□情報より問題点を抽出できる	◇

大項目	中項目	カルテ・データ	フィジカル・スキル	レベル
	□IV-16.8.3 イレウスを呈する患者における離床のリスクとその予防法を列挙できる	□ イレウスを呈する患者における離床のリスクとその予防法を列挙できる	□ イレウスを呈する患者における離床のリスクを予測できる予防法を列挙できる	☆
	□IV-16.8.4 イレウスを呈する患者における離床時の工夫と対処法について説明できる	□ イレウスを呈する患者における離床時の工夫と対処法について説明できる	□ イレウスを呈する患者における離床時の工夫と対処法について説明できる	☆
□IV-16.9 関節拘縮	□IV-16.9.1 各検査データとフィジカルアセスメントを統合し、病態・重症度を評価できる	□ 各検査データを統合し、病態・重症度を評価できる	□ フィジカルアセスメントを統合し、病態・重症度を評価できる	○
	□IV-16.9.2 問題点を抽出できる	□ 問題点を抽出できる	□ 情報より問題点を抽出できる	◇
	□IV-16.9.3 関節拘縮を呈する患者における離床のリスクとその予防法を列挙できる	□ 関節拘縮を呈する患者における離床のリスクとその予防法を列挙できる	□ 関節拘縮を呈する患者における離床のリスクを予測できる予防法を列挙できる	☆
	□IV-16.9.4 関節拘縮を呈する患者における離床時の工夫と対処法について説明できる	□ 関節拘縮を呈する患者における離床時の工夫と対処法について説明できる	□ 関節拘縮を呈する患者における離床時の工夫と対処法について説明できる	☆
□IV-16.10 褥瘡	□IV-16.10.1 各検査データとフィジカルアセスメントを統合し、病態・重症度を評価できる	□ 各検査データを統合し、病態・重症度を評価できる	□ フィジカルアセスメントを統合し、病態・重症度を評価できる	○
	□IV-16.10.2 問題点を抽出できる	□ 問題点を抽出できる	□ 情報より問題点を抽出できる	◇
	□IV-16.10.3 褥瘡を呈する患者における離床のリスクとその予防法を列挙できる	□ 褥瘡を呈する患者における離床のリスクとその予防法を列挙できる	□ 褥瘡を呈する患者における離床のリスクを予測できる予防法を列挙できる	☆
	□IV-16.10.4 褥瘡を呈する患者における離床時の工夫と対処法について説明できる	□ 褥瘡を呈する患者における離床時の工夫と対処法について説明できる	□ 褥瘡を呈する患者における離床時の工夫と対処法について説明できる	☆
□IV-16.11 起立性低血圧	□IV-16.11.1 各検査データとフィジカルアセスメントを統合し、病態・重症度を評価できる	□ 各検査データを統合し、病態・重症度を評価できる	□ フィジカルアセスメントを統合し、病態・重症度を評価できる	○
	□IV-16.11.2 問題点を抽出できる	□ 問題点を抽出できる	□ 情報より問題点を抽出できる	◇
	□IV-16.11.3 起立性低血圧を呈する患者における離床のリスクとその予防法を列挙できる	□ 起立性低血圧を呈する患者における離床のリスクとその予防法を列挙できる	□ 起立性低血圧を呈する患者における離床のリスクを予測できる予防法を列挙できる	☆
	□IV-16.11.4 起立性低血圧を呈する患者における離床時の工夫と対処法について説明できる	□ 起立性低血圧を呈する患者における離床時の工夫と対処法について説明できる	□ 起立性低血圧を呈する患者における離床時の工夫と対処法について説明できる	☆
□IV-16.12 浮腫	□IV-16.12.1 各検査データとフィジカルアセスメントを統合し、病態・重症度を評価できる	□ 各検査データを統合し、病態・重症度を評価できる	□ フィジカルアセスメントを統合し、病態・重症度を評価できる	○
	□IV-16.12.2 問題点を抽出できる	□ 問題点を抽出できる	□ 情報より問題点を抽出できる	◇
	□IV-16.12.3 浮腫を呈する患者における離床のリスクとその予防法を列挙できる	□ 浮腫を呈する患者における離床のリスクとその予防法を列挙できる	□ 浮腫を呈する患者における離床のリスクを予測できる予防法を列挙できる	☆

大項目	中項目	カルテ・データ	フィジカル・スキル	レベル
	□Ⅳ-16.12.4 浮腫を呈する患者における離床時の工夫と対処法について説明できる	□ 浮腫を呈する患者における離床時の工夫と対処法について説明できる	□ 浮腫を呈する患者における離床時の工夫と対処法について説明できる	☆

情報の統合

抽出された問題点 （P189にあるⅤ章問題点抽出シートへも転記する）

Ⅳ 患者評価とアセスメント

Ⅳ-17. 人工呼吸器

大項目	中項目	カルテ・データ	フィジカル・スキル	レベル
□Ⅳ-17.1 人工呼吸器	□Ⅳ-17.1.1 人工呼吸器の設定から状態を評価できる	□人工呼吸器の設定について確認できる	□機器から人工呼吸器の設定について確認できる	○
	□Ⅳ-17.1.2 挿管チューブ（気管切開）について確認できる	□挿管チューブ（気管切開）の固定について確認できる	□挿管チューブ（気管切開）の固定について確認できる	◇
	□Ⅳ-17.1.3 人工呼吸器の回路について確認できる	□人工呼吸器の回路について確認できる	□機器から人工呼吸器の回路について確認できる	◇
	□Ⅳ-17.1.4 人工呼吸器のモードについて確認できる	□人工呼吸器のモードについて確認できる	□機器から人工呼吸器のモードについて確認できる	○
	□Ⅳ-17.1.5 PEEPついて確認できる	□人工呼吸器のPEEP設定値について確認できる	□機器から人工呼吸器のPEEP設定値について確認できる	○
	□Ⅳ-17.1.6 プレッシャーサポート(PS) ついて確認できる	□人工呼吸器のプレッシャー サポート(PS) 設定値について確認できる	□機器から人工呼吸器のプレッシャーサポート(PS) 設定値について確認できる	○
	□Ⅳ-17.1.7 一回換気量（ＴＶ）と分時換気量（MV）ついて確認できる	□人工呼吸器の一回換気量（ＴＶ）と分時換気量（MV）について確認できる	□機器から人工呼吸器の一回換気量（ＴＶ）と分時換気量（MV）について確認できる	○
	□Ⅳ-17.1.8 吸入気酸素濃度（FIO2）について確認できる	□吸入気酸素濃度（FIO2）について確認できる	□機器から吸入気酸素濃度（FIO2）について確認できる	○
□Ⅳ-17.2 非侵襲的陽圧換気（NPPV）	□Ⅳ-17.2.1 非侵襲的陽圧換気（NPPV)のモードについて確認できる	□非侵襲的陽圧換気（NPPV)のモードについて確認できる	□機器から非侵襲的陽圧換気（NPPV)のモードについて確認できる	◇
	□Ⅳ-17.2.2 吸気圧（IPAP)と呼気圧（EPAP)について確認できる	□吸気圧（IPAP）について確認できる	□機器から吸気圧（IPAP）について確認できる	◇
		□呼気圧（EPAP）について確認できる	□機器から呼気圧（EPAP）について確認できる	◇
	□Ⅳ-17.2.3 マスクフィッティングについて確認できる	□マスクのサイズと種類について確認できる。	□マスクフィッティングについて確認できる	◇
	□Ⅳ-17.2.4 リーク量について確認できる	□リーク量について確認できる	□リーク量について確認できる	◇

Ⅳ-17
人工呼吸器

情報の統合

抽出された問題点 （P189にあるⅤ章問題点抽出シートへも転記する）

Ⅳ 患者評価とアセスメント

Ⅳ-18. 酸素療法

大項目	中項目	カルテ・データ	フィジカル・スキル	レベル
□Ⅳ-18.1 酸素療法	□Ⅳ-18.1.1 経鼻カヌラ（リザーバー付き経鼻カヌラ）について確認できる		□経鼻カヌラが正しく使用されているか確認できる	○
		□設定流量について確認できる	□経鼻カヌラの流量について確認できる	○
	□Ⅳ-18.1.2 単純フェイスマスクについて確認できる		□単純フェイスマスクが正しく使用されているか確認できる	○
		□設定流量について確認できる	□単純フェイスマスクの流量について確認できる	○
	□Ⅳ-18.1.3 リザーバー付き酸素マスクについて確認できる		□リザーバー付き酸素マスクが正しく使用されているか確認できる	◇
		□設定流量について確認できる	□リザーバー付き酸素マスクの流量について確認できる	◇
			□リザーバー付き酸素マスクの袋が膨らんでいるか確認できる	◇
	□Ⅳ-18.1.4 ベンチュリーマスクについて確認できる		□ベンチュリーマスクが正しく使用されているか確認できる	◇
		□設定流量について確認できる	□ベンチュリーマスクの流量について確認できる	◇
			□ダイリューターについて確認できる	◇
	□Ⅳ-18.1.5 インスピロンネブライザー付き高流量酸素投与器具について確認できる		□インスピロンネブライザー付き高流量酸素投与器具が正しく使用さえているか確認できる	◇
		□設定流量について確認できる	□インスピロンネブライザー付き高流量酸素投与器具の流量について確認できる	◇
	□Ⅳ-18.1.6 ネーザルハイフローについて確認できる		□ネーザルハイフローが正しく使用されているか確認できる	◇
		□設定流量について確認できる	□ネーザルハイフローの流量について確認できる	◇
	□Ⅳ-18.1.7 酸素療法中の加湿について確認できる	□酸素療法中の加湿の必要性について確認できる	□適切に加湿ができているか確認できる	○

情報の統合

抽出された問題点 （P189にあるⅤ章問題点抽出シートへも転記する）

V 離床計画の立案と実行・達成度チェック

V -1. 問題点抽出シート （IV章の情報の統合により得られた問題点を統合）

大項目	問題点	指導者1：	指導者2：
□ カルテ情報			
□ 多職種からの情報			
□ 呼吸状態			
□ 循環状態			
□ 疼痛			
□ 運動機能			
□ 消化器状態			
□ 意識精神状態			
□ 意欲状態			
□ 嚥下・栄養状態			
□ 画像検査			
□ 血液検査			
□ 血ガス検査			
□ 肺機能検査			
□ 心機能検査			
□ 投薬情報			
□ 合併症			
□ 問題点全体の統合			

離 床 計 画

プロトコールに基づいた　離床計画の立案・Short Term Goalの設定

■ 初期計画（指導前）

Short Term Goal（2～3週間のケア・臨床の目標を記載する）

>>>

※実施する臨床、ケア、リハビリ、処置に全てを丸をつける

離床計画			
ヘッドアップ	端座位	立位	歩行

ケア・リハビリ			
腰部ストレッチ	上肢ROM	下肢ROM	頭部ストレッチ

処置		
気管吸引	呼吸介助	

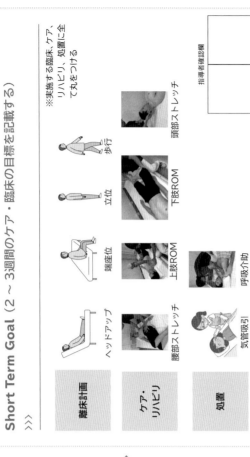

■ 最終計画（指導後）

Short Term Goal（2～3週間のケア・臨床の目標を記載する）

>>>

※実施する臨床、ケア、リハビリ、処置に全て置に丸をつける

離床計画			
ヘッドアップ	端座位	立位	歩行

ケア・リハビリ			
腰部ストレッチ	上肢ROM	下肢ROM	頭部ストレッチ

処置		
気管吸引	呼吸介助	

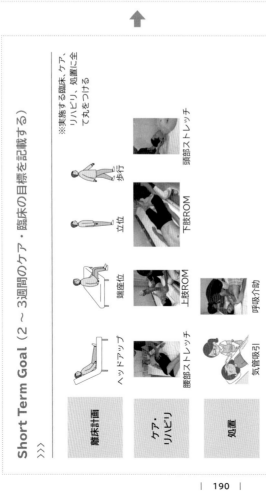

指導者確認欄

❶ 指導員からのアドバイス

指導者1

指導者2

❷ 各職種からの意見収集（該当する職種に〇をつける）

医師・看護師・PT・OT・ST・その他（　　　　　）

❸ 予測されるリスク

VI-1. 離床の実施［機器のチェック］

機器

① 人工呼吸器	⑧ 経皮的胆道ドレーン	⑮ 胃瘻
② 非侵襲的陽圧換気（NPPV）	⑨ 経鼻胃チューブ	⑯ その他カテーテル類
③ 酸素療法	⑩ イレウス管	⑰ 透析
④ 心電図	⑪ 膀胱留置カテーテル	⑱ 人工心臓
⑤ ホルター心電図	⑫ 末梢静脈カテーテル	⑲ 大動脈バルーンパンピング法（IABP）
⑥ 胸腔ドレーン	⑬ 中心静脈カテーテル	⑳ 体外式膜型人工肺（ECMO）
⑦ 心嚢・縦隔ドレーン	⑭ S-Gカテーテル	

➡ 装着機器を選択

● 機器番号（　　　）
- □ 正常に作動（機能）しているか
- □ 指示通りの設定になっているか
- □ 指示通りのアラーム設定となっているか
- □ 機器の接続・固定の確認ができる
- □ 離床前に必要な機器の操作ができる
- □ 離床前にライン類を整理することができる
- □ その他離床ができる環境を整えることができる

● 機器番号（　　　）
- □ 正常に作動（機能）しているか
- □ 指示通りの設定になっているか
- □ 指示通りのアラーム設定となっているか
- □ 機器の接続・固定の確認ができる
- □ 離床前に必要な機器の操作ができる
- □ 離床前にライン類を整理することができる
- □ その他離床ができる環境を整えることができる

● 機器番号（　　　）
- □ 正常に作動（機能）しているか
- □ 指示通りの設定になっているか
- □ 指示通りのアラーム設定となっているか
- □ 機器の接続・固定の確認ができる
- □ 離床前に必要な機器の操作ができる
- □ 離床前にライン類を整理することができる
- □ その他離床ができる環境を整えることができる

● 機器番号（　　　）
- □ 正常に作動（機能）しているか
- □ 指示通りの設定になっているか
- □ 指示通りのアラーム設定となっているか
- □ 機器の接続・固定の確認ができる
- □ 離床前に必要な機器の操作ができる
- □ 離床前にライン類を整理することができる
- □ その他離床ができる環境を整えることができる

● 機器番号（　　　）
- □ 正常に作動（機能）しているか
- □ 指示通りの設定になっているか
- □ 指示通りのアラーム設定となっているか
- □ 機器の接続・固定の確認ができる
- □ 離床前に必要な機器の操作ができる
- □ 離床前にライン類を整理することができる
- □ その他離床ができる環境を整えることができる

● 機器番号（　　　）
- □ 正常に作動（機能）しているか
- □ 指示通りの設定になっているか
- □ 指示通りのアラーム設定となっているか
- □ 機器の接続・固定の確認ができる
- □ 離床前に必要な機器の操作ができる
- □ 離床前にライン類を整理することができる
- □ その他離床ができる環境を整えることができる

VI-2. 離床の実施［患者状態のチェック］

■ 離床実施項目（実施項目全てに ✔ を入れる）

□ ヘッドアップ座位　　□ 腹臥位
□ 前傾側臥位　　　　　□ 端座位
□ 車椅子座位　　　　　□ 立位
□ 歩行
□ その他（　　　　　　　　　　　）

→

□ 介入の選択が適切であったか
□ 安全に実施することができたか
□ 中止基準に該当していないか
□ 周辺機器に配慮して実施できたか
□ 介入後の再アセスメントを実施したか
□ 介入後のポジショニングは適切か

■ ケア・リハビリ（実施項目全てに ✔ を入れる）

□ 上肢ROMex　　　　□ 下肢ROMex
□ 頚部ROMex　　　　□ 体幹ROMex
□ 病棟リハビリ（　　　　　　　）
□ その他（　　　　　　　　　　）

→

□ 介入の選択が適切であった
□ 安全に実施することができた
□ 中止基準に該当していないか
□ 周辺機器に配慮して実施できた
□ 介入後の再アセスメントを実施した
□ 介入後のポジショニングは適切か

■ 処置（実施項目全てに ✔ を入れる）

□ 気管吸引
□ 徒手的呼吸介助手技
□ その他（　　　　　　　　　　）

→

□ 介入の選択が適切であった
□ 安全に実施することができた
□ 中止基準に該当していないか
□ 周辺機器に配慮して実施できた
□ 介入後の再アセスメントを実施した
□ 介入後のポジショニングは適切か

VI-3. 離床の実施 ［目標達成度と有害事象のチェック］

■ 離床計画の達成（離床が計画通り実施できたか）

下記いずれかにチェック

□ 達成できた → Ⅳ章の患者評価に戻り、更に離床の段階をすすめられるか検討する

□ 達成できなかった → 達成できなかった要因の検討

□ 有害事象が発生した → 下記「患者要因」「環境・機器要因」「システム要因」「離床の中止基準」をチェック

患者要因_有害事象
（Patient Factor_Adverce Event：PFAE）

PFAE-1. 転倒
PFAE-2. 転落
PFAE-3. 嘔吐
PFAE-4. 気分不快・めまい
PFAE-5. 起立性低血圧
PFAE-6. 意識レベル低下
PFAE-7. 心肺停止
PFAE-8. その他

機器・環境要因
（Equipment and Environment Factor：EEF）

AEE-1. 気管チューブ・挿管チューブ抜去
AEE-2. カテーテル抜去
AEE-3. ドレーン抜去
AEE-4. 各種機器のアラーム出現
AEE-5. 離床に適したベッド・車椅子がない

患者要因_バイタルサインの大きな変動
（Patient Factor_Vital Sign：PFVS）

PFVS-1. 脈拍が140回/分を超えたとき
（瞬間的に超えた場合は除く）

PFVS-2. 収縮期血圧に30±10mmHg以上の変動が
見られたとき

PFVS-3. 危険な不整脈が出現したとき
（Lown分類4b以上の心室性期外収縮、
ショートラン、RonT、完全房室ブロック、
モービッツⅡ型ブロック,）

PFVS-4. SpO2が90%以下となったとき
（瞬間的に低下した場合は除く）

PFVS-5. 息切れ・倦怠感が修正ボルグスケールで7
以上になったとき

PFVS-6. 体動で疼痛がVAS7以上に増強したとき

上記に該当した場合は、離床を中止し再評価します。

管理システム要因
（Management and System Factor：MSF）

SF-1. 人員配置が不適切
SF-2. 離床基準が未整備
SF-3. 離床プロトコルが未整備
SF-4. 急変時のマニュアルが未整備

■ 該当番号（数字のみ記載）

PFAE	
EEF	
PFVS	
MSF	

葛川元編：実践！離床完全マニュアル2．慧文社．P153，2018．より引用

ガイドライン使用上の注意点

本ガイドラインは、医療者が安全な離床を実施する上で習得すべき知識・技術項目をまとめています。しかし、臨床において離床を実施する際には、病態を的確に見極め、医師を交えた多職種チームにより離床の判断を行ってください。

本ガイドラインは、日本離床学会の教育指針を示したものであり、日本国内の各施設における教育指針を統一する目的で作られたガイドラインではありません。

日本離床学会　教育ガイドライン
～離床に関する学会指導指針～

Educational guideline for early mobilization

2021年　4月15日　第1版　初版発行

編　　　　集	日本離床学会　教育ガイドライン作成委員会
発　行　者	日本離床学会 〒102−0073　東京都千代田区九段北1−2−12 プラーレルビル2F TEL：03-3556-5585　FAX：03-6272-9682
発　売　元	㈱慧文社 〒174-0063　東京都板橋区前野町4-49-3 TEL：03-5392-6069　FAX：03-5392-6078
デ ザ イ ン	小松 礼

表紙デザイン・印刷・製本　日本印刷株式会社

本書の内容についてのお問い合わせは日本離床学会まで、その他のお問い合わせは慧文社までご連絡いただけますようお願いいたします。
詳しくはホームページをご覧ください。

https://www.rishou.org/　日本離床学会　検索

© 2021 Japanese Society for Early Mobilization
ISBN978-4-86330-227-3